Jay Chhatrola
Vasudha Sodani
Bhumi Sarvaiya

Hábito de chupar o dedo

Jay Chhatrola
Vasudha Sodani
Bhumi Sarvaiya

Hábito de chupar o dedo

ScienciaScripts

Imprint

Any brand names and product names mentioned in this book are subject to trademark, brand or patent protection and are trademarks or registered trademarks of their respective holders. The use of brand names, product names, common names, trade names, product descriptions etc. even without a particular marking in this work is in no way to be construed to mean that such names may be regarded as unrestricted in respect of trademark and brand protection legislation and could thus be used by anyone.

Cover image: www.ingimage.com

This book is a translation from the original published under ISBN 978-3-659-96908-9.

Publisher:
Sciencia Scripts
is a trademark of
Dodo Books Indian Ocean Ltd. and OmniScriptum S.R.L publishing group

120 High Road, East Finchley, London, N2 9ED, United Kingdom
Str. Armeneasca 28/1, office 1, Chisinau MD-2012, Republic of Moldova, Europe
Managing Directors: Ieva Konstantinova, Victoria Ursu
info@omniscriptum.com

Printed at: see last page
ISBN: 978-620-3-51424-7

Índice

LISTA DE ABREVIATURAS

	Abbreviation
NNSH	Non-Nutritive Sucking Habit
IU	Intrauterine
Mm	Millimeter
SN	Sella Nasion
SNA	Sella Nasion Angle
ANS	Anterior Nasal Spine
PNS	Posterior Nasal Spine
MIA	Mandibular Incisal Angle
DS	Digit Sucking
TMD	Temporomandibular Disorders
in	Inch
E.g.	Exempli gratia
SS	Stainless Steel
TC-TPA	Tongue Crib – Trans Palatal Arch appliance
Acc.	According

Introdução

"Um sorriso caloroso é a linguagem universal da bondade "

-William Ward

A cavidade oral é o espelho do estado de saúde oral de um indivíduo. A compartimentação que consiste em ver a boca separadamente do resto do corpo tem de acabar, porque a saúde oral afecta a saúde geral, causando dor e sofrimento consideráveis e alterando o que as pessoas comem, a sua fala, a sua qualidade de vida e o seu bem-estar.

A saúde oral afecta as pessoas física e psicologicamente e influencia o seu crescimento, aspeto, fala, mastigação, sabor dos alimentos e socialização, bem como o seu sentimento de bem-estar social.[1]

A cavidade oral é um ambiente multifuncional constituído por diferentes componentes que formam uma arquitetura complexa. A sua anatomia inclui os tecidos da mucosa, do osso alveolar, do ligamento periodontal e do cemento, bem como as glândulas salivares. Basta fazer um rastreio da cavidade oral de uma pessoa para se ter uma ideia completa da sua saúde oral. Os comportamentos de conforto, como o uso de chupetas, cobertores e sucção do dedo ou do polegar, são comuns em bebés e crianças pequenas. Estes hábitos de conforto, que podem ser referidos coletivamente como "hábitos de sucção não-nutritivos" (NNSHs), tendem a parar à medida que as crianças crescem, por seu próprio impulso ou com o apoio dos pais e cuidadores. No entanto, se o hábito continuar enquanto a dentição permanente se está a estabelecer, pode contribuir para, ou causar, o desenvolvimento de uma má oclusão (mordida anormal).[2]

Os hábitos são rotinas de comportamento que se repetem regularmente e tendem a ocorrer subconscientemente, sem que se pense diretamente de forma consciente sobre eles.[3] A formação de hábitos é o processo pelo qual um comportamento se torna habitual.

À medida que os comportamentos são repetidos num contexto consistente, há um aumento gradual da ligação entre o contexto e a ação. Este facto aumenta a automaticidade do comportamento nesse contexto.[4] As caraterísticas de um comportamento automático são, no todo ou em parte, a eficiência, a falta de consciência, a não intencionalidade e a incontrolabilidade.[5]

A sucção do polegar está presente na vida fetal e foi registada às 29 semanas de gestação. A sucção do polegar, a sucção do dedo e a utilização de chupeta são consideradas sucção não nutritiva.[6]

Existem muitas teorias sobre a razão pela qual os bebés e as crianças pequenas adoptam estes comportamentos. A teoria psicanalítica (Freud) defende que a sucção é um reflexo do recém-nascido e que chuchar no dedo é uma forma de "sexualidade infantil".

Quando persiste para além da fase oral da infância, a sucção do polegar pode ser o resultado de uma "perturbação emocional". Outra teoria descreve a sucção do dedo como um comportamento inato que se torna um hábito, um comportamento aprendido. Outros observam que, como a sucção do polegar é calmante para o bebé, o hábito persiste em algumas crianças quando estão aborrecidas, cansadas ou ansiosas.[7]

Os hábitos orais deletérios, como a sucção do dedo, podem ser um dos factores etiológicos para o desenvolvimento alterado do crescimento facial do Oro. O hábito de chuchar no dedo resulta em mordida aberta anterior, aumento do over jet e mordida cruzada posterior.[7] A sucção do polegar também leva ao mau posicionamento dos dentes, a distúrbios respiratórios, a dificuldades na fala, a desequilíbrios musculares e a problemas psicológicos faciais.

No entanto, as crianças que chupam os polegares cronicamente têm uma maior incidência de paroníquia, branqueamento herpético, eczema irritante e ingestão acidental e podem desenvolver calosidades e, raramente, deformidades digitais que requerem cirurgia.

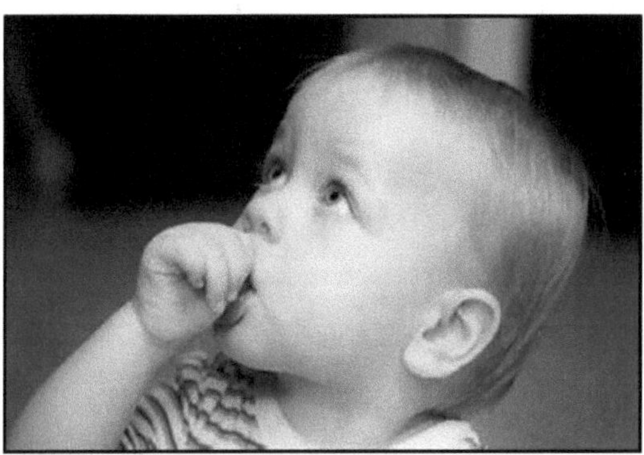

Figura 1: Chupar o polegar

A falta de manifestações físicas precoces de amor e afeto por parte da mãe ao alimentar e segurar a criança tem sido citada como um fator causal da sucção do polegar (Figura 1).[7]

Os poucos estudos devidamente controlados cientificamente parecem dissipar muita da desinformação relativa a este comportamento. Existem poucas ou nenhumas informações científicas definitivas que estabeleçam uma relação conclusiva entre a sucção do polegar e os efeitos emocionais. O hábito de chuchar no dedo em crianças pode ser observado até aos 2 ou 3 anos de idade.[8]

No entanto, a sucção não nutritiva demonstrou estar relacionada com o desenvolvimento de má oclusão nas dentições decídua e permanente em indivíduos infra-humanos. **Benjamin LS (1962)[9]** relatou um excelente estudo sobre macacos rhesus, indicando uma correlação significativa entre a sucção não-nutritiva e a deslocação dentária; salientou também que a má oclusão ao nascimento era mais importante para a má oclusão posterior do que o comportamento de sucção.

Barber TK (1960)[10] também conclui que a sucção persistente do polegar é um fator etiológico definitivo na má oclusão, especialmente nas de protrusão anterior superior.

O reflexo primitivo de enraizamento e colocação pode ser observado em seres humanos[11] e em macacos.[12] A atividade de enraizamento consiste em inclinar a cabeça na direção do estímulo e abrir a boca. A colocação é um contacto subsequente entre a boca e o objeto de estímulo. Este reflexo tem sido relacionado com o comportamento de sucção nutritiva.

O bebé que recebe o estímulo na bochecha ou nos lábios vira-se para o objeto e coloca-se; se o objeto for um peito ou um biberão, o bebé pode então receber o alimento apropriado. Além disso, foi demonstrado que este reflexo pode ser intensificado pela fome.[11,12]

Consequentemente, pode inferir-se que o enraizamento e a colocação (comportamento de sucção) não são apenas normais no bebé, mas servem como um mecanismo altamente desejável e funcionalmente adaptativo.

Também digno de nota para a presente posição é um estudo de Sears e Wise (1969). Estes autores concluíram que o comportamento de sucção aumenta com a prática e com a oportunidade de sucção. Com isso, eles querem dizer que quanto mais oportunidades a criança tiver de sugar, mais forte será o hábito. A sua conclusão baseia-se na observação de que as crianças desmamadas tardiamente apresentam um comportamento de sucção significativamente maior do que as crianças desmamadas precocemente. Indicámos que as medidas punitivas provavelmente não são prejudiciais para a criança e podem ser utilizadas com sucesso na correção deste hábito. No entanto, acreditamos que o reforço positivo para não chuchar no dedo (ou seja, dar atenção à criança quando ela não está a chuchar no dedo e chamar-lhe a atenção para esse facto) é um método melhor para lidar com este hábito.[13]

Esta condição pode ser gerida com diferentes abordagens, desde o aconselhamento dos pais e do doente, a colocação de um aparelho dentário ou técnicas de modificação do comportamento, como o reforço positivo, o calendário com recompensas e o aconselhamento, entre outras.[2]

Os médicos devem estar conscientes dos hábitos de sucção não-nutritivos, incluindo a sucção do polegar e o seu impacto negativo na saúde oral, bem como as complicações que podem surgir com eles.[14]

O encaminhamento para um odontopediatra para avaliar complicações dentárias pode ser considerado quando os hábitos de sucção não-nutritivos persistem para além dos 4 anos de idade, apesar das intervenções comportamentais adequadas.[15]

Assim, o objetivo desta dissertação bibliográfica é estudar o Hábito de Chuchar no Polegar, os seus efeitos prejudiciais no desenvolvimento oro-facial e a sua gestão.

Definições

HABIT[6] '[16]

1. Segundo **Boucher OC (1951)**

   O hábito é uma tendência para um ato que se tornou um desempenho repetido, relativamente fixo, consistente, fácil de executar e quase automático.

2. De acordo com **Dorland (1957)**

   É uma prática fixa ou constante estabelecida pela repetição frequente.

3. De acordo com **Butters worth (1961)**

   É uma prática frequente ou constante ou uma tendência adquirida, que foi fixada pela repetição frequente.

HÁBITO ORAL :[6]

1. De acordo com **Mathewson (1982)**

   Os hábitos orais são padrões aprendidos de contracções musculares.

2. De acordo com **Moyers RE (1988)[3]**

   Os hábitos orais podem fazer parte do desenvolvimento normal; um sintoma com bases psicológicas profundamente enraizadas ou pode ser o resultado de um crescimento facial anormal.

3. De acordo com **Finn SB (2003)**

   Um hábito é definido como uma ação repetitiva automática resultante de um processo natural complexo que envolve a contração muscular

CHUPAR O DEDO:

1. De acordo com **Gellin (1970)**

A sucção do polegar pode ser definida como a colocação do polegar em várias profundidades da boca ou da cavidade oral.

2. De acordo com **Moyers RE (1988)**[3]

A sucção do polegar pode ser definida como a colocação do polegar em várias profundidades da boca ou da cavidade oral.

Classificação dos hábitos orais

CLASSIFICAÇÃO DOS HÁBITOS ORAIS :[17]

1. Os hábitos orais podem ser classificados em:

    A. Obsessivo (profundamente enraizado):

        a. Intencional ou significativo

        Por exemplo, roer as unhas, chupar os dedos, morder os lábios

        b. Hábito masoquista ou de auto-infligir danos

        p. ex., remoção da gengiva

    B. Não obsessivo (facilmente aprendido e abandonado):

        a. Não intencional ou Vazio

        Por exemplo, almofada anormal, apoio do queixo

        b. Hábitos funcionais

        por ex., respiração bucal, língua presa, bruxismo

2. Classificação de William James (1923):

    A. Hábitos úteis-

        por exemplo, respiração nasal

    B. Hábitos nocivos-

        ex.: Respiração pela boca

3. Classificação de Morris e Bohana (1969):

    A. Hábitos de pressão-

        Por exemplo, sucção labial, sucção do polegar e dos dedos.

    B. Hábitos sem pressãoex.: Respiração pela boca

C. Hábito de morder-

e.g. Roer as unhas.

4. Classificação de Klein (1971):

A. Hábito significativo: Hábito com um problema psicológico profundamente enraizado.

B. Hábito vazio: Hábito sem significado que pode ser facilmente tratado por um dentista utilizando a terapia de recordação.

5. Fisiológico e Patológico:

A. Hábitos fisiológicos: Os hábitos fisiológicos são aqueles que são necessários para o fracionamento fisiológico normal, por exemplo, a respiração nasal, a sucção durante a infância.

B. Hábitos patológicos: Os hábitos são perseguidos devido a razões patológicas, tais como adenóides e defeitos do septo nasal que podem levar à respiração bucal.

6. Hábitos retidos e cultivados:

A. Hábito retido: Aqueles que são transportados da infância para a idade adulta.

B. Hábito cultivado: São aqueles que cultivam a vida sócio-ativa de um indivíduo.

7. Classificação de Finn (1987):

A. Anatómico - O lábio superior curto não permite um encerramento completo sem esforço excessivo.

B. Obstrutiva - Aumento da resistência ou obstrução completa do fluxo normal de ar através das passagens nasais.

C. Habitual - Respiração pela boca como força do hábito, mesmo após a remoção da obstrução anormal.[17]

CLASSIFICAÇÃO DOS HÁBITOS DE SUCÇÃO

Os hábitos de sucção também podem ser classificados como :[18]

a. Hábitos de sucção nutritiva

Por exemplo, amamentação, alimentação a biberão

b. Hábitos de sucção não nutritiva (hábitos NNS)

Por exemplo, chuchar no dedo ou no polegar, chuchar na chupeta

Johnson ED *et al* **(1993)**[19] classificaram os hábitos de NNS com base em factores que influenciam a gravidade do hábito (Quadro 1).

Quadro 1: Classificação do hábito de NNS[19]

Level	Description
Level 1 (+/-)	Boys or girls of any chronological age with a habit that occurs during sleep.
Level II (+/-)	Boys below age 8 with a habit that occurs at one setting during waking hours.
Level Ill (+/-)	Boys under age 8 years with a habit that occurs at multiple settings during waking hours.
Level IV (1/-)	Girls below age 8 or a boy over 8 years with a habit that occurs at one setting during waking hours.
Level V (+/-)	Girls under age 8 years or a boy over age 8 years with a habit that occurs across multiple settings during waking hours.
Level VI (+/-)	Girls over age 8 years with a habit during waking hours.
(+/-) Designates willingness of the parents to participate in treatment.	

CLASSIFICAÇÃO DA SUCÇÃO DO POLEGAR:

I. Com base na observação clínica, a sucção do polegar pode ser classificada como [16,17]

A. Chupar o polegar normal

O hábito de chuchar no dedo é considerado normal durante o primeiro e o segundo ano de vida. Este hábito desaparece geralmente à medida que a criança amadurece. O hábito nesta idade não gera nenhuma má oclusão.

B. Sucção anormal do polegar

Quando o hábito de chuchar no dedo persiste para além do período pré-escolar, pode ser considerado um hábito anormal. Se o hábito não for controlado ou tratado durante esta fase, pode causar efeitos deletérios nas estruturas dentofaciais.

Esta pode ser novamente dividida em:

- **Psicológico**

  O hábito pode ter um fator emocional profundamente enraizado e pode estar associado a inseguranças; negligência, solidão vivida pela criança.

- **Habitual**

  O hábito não tem uma causa psicológica; no entanto, a criança pratica o ato por hábito. O hábito é motivo de preocupação devido ao seu potencial para causar má oclusão.

II. Classificação de Cook JE (1953)20

Existem três padrões de sucção do polegar baseados na pressão exercida pelo dedo na placa:

Grupo alfa: O palato é empurrado na direção vertical, há poucas contracções da parede bucal, arranjo dos dentes anteriores.

Grupo beta: Há fortes contracções da parede vestibular, pressão negativa e mordida cruzada posterior.

Grupo gama: Há uma pressão negativa e positiva alternada e há um efeito mínimo na oclusão.

III. Subtelny JD (1973)[21] : classificou a sucção do polegar em 4 tipos:

Tipo A: Este tipo é observado em quase 50% das crianças, em que todo o dígito é colocado dentro da boca com a almofada do polegar a pressionar o palato, ao mesmo tempo que está presente o contacto anterior maxilar e mandibular (Figura 2A).

Tipo B: Este tipo é observado em cerca de 13-24% das crianças, em que o polegar é colocado na cavidade oral sem tocar na abóbada do palato, ao mesmo tempo que se mantém o contacto dos anteros maxilares e mandibulares (Figura 2B).

Tipo C: Este tipo é observado em quase 18% das crianças, em que o polegar é colocado na boca logo após a primeira articulação e entra em contacto com o palato duro e apenas com os incisivos superiores, mas não há contacto com os incisivos inferiores (Figura 2C).

Tipo D: Este tipo é observado em quase 6% das crianças, em que uma porção muito pequena do polegar é colocada na boca (Figura 2D).

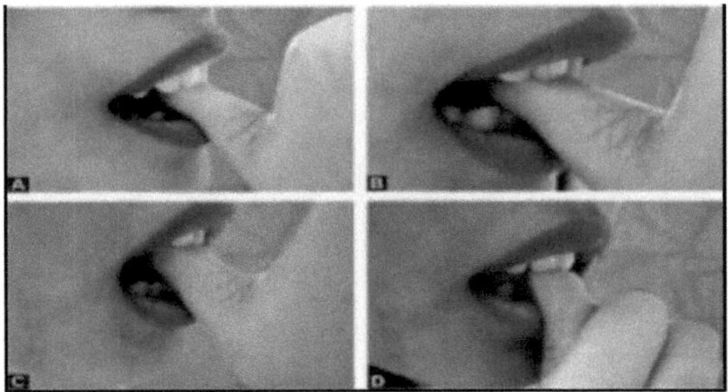
Figura 2: Classificação de Subtelny

Chupar vs Chupar

O processo de sucção é um reflexo que ocorre na fase oral do desenvolvimento e é observado mesmo às 29 semanas de vida da UI.

O reflexo de sucção pode desaparecer durante o crescimento normal entre 1 e 3,5 anos de idade.[17] É a primeira atividade muscular coordenada do bebé. É importante para satisfazer as necessidades psicológicas e nutricionais durante a alimentação.

Para além de procurarem satisfação nutricional, também experimentam estímulos agradáveis dos lábios, da língua e da mucosa oral e aprendem a associá-los a sensações agradáveis, como carícias e proximidade dos pais. Os bebés que são impedidos de mamar devido a uma doença ou a outros factores tornam-se inquietos e irritáveis.[17]

O reflexo de sucção envolve um movimento da língua da frente para trás. A língua está profundamente enrolada, o que permite ao bebé extrair o líquido do peito ou do biberão. É o mesmo movimento que as crianças utilizam quando chupam uma chupeta. Este reflexo fica sob o controlo do bebé por volta dos 2-3 meses e deve desaparecer ou "integrar-se" entre os 6-12 meses.[16]

A ação de sucção é diferente. Esta ação envolve mais um movimento para cima e para baixo. A sucção implica uma utilização mais ativa dos lábios e a elevação da língua do que a sucção. Aos 4 meses, a verdadeira sucção está estabelecida, com a língua a selar em direção ao primeiro terço da boca.[18]

A principal diferença entre a sucção e a amamentação é que a sucção é um reflexo primitivo e a amamentação é um padrão mais maduro (Quadro 2). As chupetas incentivam a ação imatura e frontal da sucção. Recomenda-se que a utilização da chupeta seja limitada à hora de deitar até aos nove meses e interrompida até aos 18 meses. Os copos para beber também incentivam o movimento da língua da frente para trás quando se bebe. Os copos podem ser introduzidos logo a partir dos 6 meses e as palhinhas podem ser introduzidas por volta dos 10-12 meses. Certifique-se de que a criança está a usar os lábios.

Quadro 2: Chuchar vs Chuchar[17]

Sucking (Breastfeeding)	Suckling (Bottle Feeding)
Functions • It stimulates the muscle around the mouth and tongue activity for normal growth of the teeth and jaws. • It allows milk flow on demand.	• Muscles don't have to work hard, hence normal growth of the teeth and jaws may get affected. • Milk flows from the bottle in a continuous flow, thus does not allow muscles to work.
Nutrition • Milk is more nutritious as it complete source of all.	• It may not provide complete nutrition and some of children are not able to digest due to high fat.
Immunologic • Colostrum rich in certain antibodies like igA and contains maternal macrophages, which protect the child from infections.	• It lacks this natural defence against infection.
Others • Colostrum may contain a gut control factor and stimulate growth of GI tract. • Infant controls own intake.	• Does not contain colostrum. • No control on overfeeding and gain weight in 1st year of life.

e as bochechas para chupar uma palhinha e a palhinha não está assente na língua. Um movimento contínuo da língua para a frente exerce pressão sobre os dentes e pode alterar a mordida. Pode resultar em problemas com a fala. Se a língua estiver a projetar-se para a frente durante as refeições, pode impedir que os alimentos cheguem aos molares posteriores, onde podem ser mastigados adequadamente.[19]

Se a criança tiver mais de um ano de idade e se suspeitar que ainda está a utilizar principalmente um movimento para a frente e para trás ao engolir, um patologista da fala pode ajudar. Um patologista da fala pode ajudar a família a eliminar hábitos como a chupeta e a facilitar o desenvolvimento adequado das capacidades motoras orais.[14]

Esta privação pode motivar o bebé a chupar o polegar ou o dedo para obter gratificação adicional. Os hábitos de empurrar o dedo e a língua são normais durante o primeiro ano e meio de vida e desaparecerão espontaneamente no segundo ano com a devida atenção à amamentação. Se continuarem para além dos 3 anos, resultarão em má oclusão.[17]

A fim de investigar os efeitos do tempo de alimentação longo e do tempo de alimentação curto na sucção não-nutritiva e noutras variáveis comportamentais do recém-nascido, foi dada a uma criança de três semanas uma série de alimentações longas e curtas durante um período de aproximadamente 30 dias.

Verificou-se que ocorreu mais sucção não-nutritiva durante as longas sessões de alimentação. Para além disso, houve mais choro, mais agitação geral e mais dificuldade em dormir durante os longos períodos de alimentação.[22] A sucção nutritiva está relacionada com os reflexos de enraizamento e sucção.[23]

A sucção é um reflexo inato que promove a ingestão do leite materno. A amamentação exercita os músculos faciais e atinge a exaustão do reflexo de sucção, resultando numa sensação de bem-estar (Figura 3).[24]

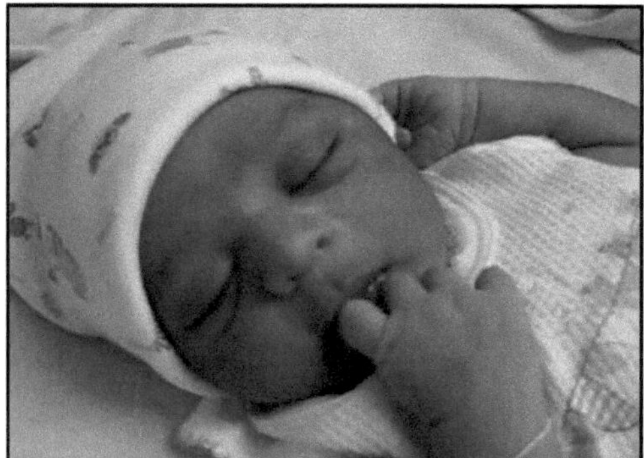

Figura 3: Reflexo de sucção

O uso de chupeta, que é o hábito de sucção não-nutritiva mais comum, é normalmente introduzido pelos pais para acalmar a criança, e não como uma atividade de sucção extra.[25]

Consequentemente, sempre que a criança está irritada, a chupeta é oferecida como forma de diversão e panaceia, e a criança desenvolve uma forte ligação ao objeto de sucção.[26]

O uso de chupeta altera o desenvolvimento oclusal, dependendo da intensidade, frequência e duração do hábito. Hábitos prolongados de sucção nutritiva e não-nutritiva também podem causar mordida aberta. Uma vez eliminado o hábito, pode ocorrer uma correção espontânea, dependendo da idade da criança e de outros factores, como os hábitos de respiração bucal. [27,28]

Teorias da sucção do polegar

Vários psicólogos propuseram várias teorias para explicar a sucção digital não-nutritiva:

* **Teoria freudiana clássica (1905)**

A teoria psicanalítica sustenta que esta resposta original decorre de um impulso psicossexual inerente, sugerindo que a sucção do dígito é uma estimulação erótica prazerosa dos lábios e da boca.

Um dos conceitos de sucção do polegar trazidos por esta teoria é que os seres humanos possuem um impulso biológico de sucção. O bebé associa a sucção a sensações agradáveis, como a fome, a saciedade e a sensação de ser abraçado.

Estes eventos serão substituídos, mais tarde, pela transferência da ação de sucção para o objeto mais adequado disponível, nomeadamente o polegar ou os dedos.[29]

* **Conceito neo freudiano (1937)**

Pioneiros como Davidson (1967), Finn (1957), Korner e Reider (1957) sugerem que o hábito está associado a estímulos agradáveis no início da vida, mas não é descartado na altura habitual devido a perturbações psicológicas subjacentes.

Os autores **Ayer e Gale (1969)**[13] , Vonder Lehr (1971) descrevem a sucção do dígito como um sintoma neurótico de uma perturbação emocional que resulta numa fixação na fase psicossexual oral. A tentativa de parar este sintoma neurótico aumentará a neurose e produzirá manifestações psicopáticas mais bizarras.

* **Teoria da aprendizagem do comportamento**

Os apoiantes desta teoria afirmam que o hábito é um comportamento aprendido, de acordo com as leis da aprendizagem, todos os hábitos aprendidos podem ser desaprendidos, sem causar problemas de comportamento futuros. O condicionamento clássico descrito por Pavlov (1928) é a base do hábito de comportamento aprendido.

- **A teoria da aprendizagem: Davidson (1967)**

Esta teoria defende que a sucção não nutritiva resulta de uma resposta adaptativa. O bebé associa a sucção a sensações agradáveis como a fome.

Estes acontecimentos são recordados através da sucção dos objectos adequados disponíveis, principalmente o polegar ou o dedo. A conclusão é que o comportamento de sucção é inicialmente uma ação reflexa que é reforçada por reforços repetidos. Isto significa que o comportamento de sucção é normal e que quanto mais oportunidades a criança tiver de chuchar, mais provável é que utilize o polegar e os dedos como objectos para chuchar.[29]

Aparentemente, o comportamento de sucção é iniciado como um reflexo e, mais tarde, desenvolve as propriedades de um mecanismo de acionamento secundário. A forma como as propriedades de acionamento secundário são adquiridas só pode ser conjecturada.

No entanto, acreditamos que um processo de condicionamento é a explicação mais provável. Parece que o bebé aprende esta resposta e sente-se gratificado devido à sua associação com a gratificação primária, a ingestão de alimentos.

- **Teoria do impulso oral: Sears e Wise (1982)**

Sugeriram que a força do impulso oral é, em parte, uma função do tempo que a criança continua a alimentar-se através da sucção.

Assim, a sucção do polegar é o resultado do prolongamento da amamentação e não a frustração do desmame. Esta teoria está de acordo com a teoria de Freud, segundo a qual a sucção aumenta a erotogénese da boca.

Estes autores concluíram também que o comportamento de sucção aumenta com a prática e a oportunidade de sucção.[13] Com isso, eles querem dizer que quanto mais oportunidades a criança tiver de sugar, mais forte será o hábito. Concluem que as crianças desmamadas tardiamente apresentam um comportamento de sucção significativamente maior do que as crianças desmamadas precocemente.[29]

- **Johnson e Larson (1993)**

Acreditavam que se tratava de uma combinação de teorias psicanalíticas e de aprendizagem. O que explica que todas as crianças possuem um impulso biológico inerente para sugar. Os reflexos de enraizamento e colocação são apenas um meio de expressão desse impulso.

Os factores ambientais também podem contribuir para este impulso de sucção a fontes não nutritivas, como o polegar ou os dedos.

- **A teoria de Benjamin (1962)[9]**

A sucção do polegar resulta do reflexo de enraizamento observado em todos os bebés mamíferos. Movimento da cabeça do bebé em direção a um objeto que toca as bochechas. O objeto é normalmente o peito da mãe, mas também pode ser um dedo ou uma chupeta. O reflexo de enraizamento desaparece nos bebés normais por volta dos 7-8 meses de idade.

Etiologia

Existem muitos factores etiológicos que agravam os hábitos auto-deletérios. A principal causa do desenvolvimento da sucção do polegar é a presença prolongada do polegar na boca, que exerce pressão sobre a mandíbula e os dentes em desenvolvimento. Os factores etiológicos são os seguintes.

1) Adaptação social e stress: A sucção de dígitos tem sido proposta como um comportamento de base emocional relacionado com a dificuldade de adaptação social ou com o stress.[6]

2) Mãe que trabalha: O hábito de sucção é comummente observado em crianças com pais que trabalham. Estas crianças, criadas nas mãos de uma pessoa que cuida delas, podem ter sentimentos de insegurança e, por isso, usam o polegar para obter uma sensação de segurança.[16]

3) Idade da criança: O tempo de aparecimento do hábito de sucção dos dígitos tem significado:

- **No recém-nascido**: As inseguranças estão relacionadas com exigências primitivas como a fome.
- **Durante as primeiras semanas de vida**: Relacionado com problemas de alimentação.
- **Durante a erupção do molar primário**: Pode ser utilizado como dispositivo de dentição.
- **Após a erupção de todos os dentes decíduos:** As crianças utilizam o hábito para libertar tensões emocionais com as quais não conseguem lidar.[6]

4) Número de irmãos: O desenvolvimento do hábito pode estar indiretamente relacionado com o número de irmãos. Com o aumento do número de irmãos, a atenção dada pelos pais à criança divide-se. Uma criança negligenciada pelos pais pode tentar compensar os seus sentimentos de insegurança através deste hábito.

Verificou-se que, quanto mais tarde a criança tiver um irmão, maior é a probabilidade de ter um hábito oral.[16]

5) Ordem de nascimento da criança: Quanto maior for o grau de parentesco de uma criança, maior é a probabilidade de chuchar no dedo. Especula-se que, em certa medida, os irmãos se imitam uns aos outros na sucção.[16]

6) Estatuto socioeconómico: As famílias com um estatuto socioeconómico elevado dispõem de amplas fontes de alimentação. Assim, a mãe está em melhores condições para alimentar o bebé e, em pouco tempo, a fome do bebé é satisfeita, mas a necessidade de sucção não é satisfeita, ao passo que as mães com um estatuto socioeconómico baixo não conseguem fornecer ao bebé leite materno suficiente. Por isso, o bebé mama intensamente durante muito tempo para obter a alimentação adquirida, esgotando assim o seu desejo de sucção. Por isso, a incidência da sucção do polegar é maior no grupo socioeconómico elevado do que no grupo socioeconómico baixo.[16]

7) Práticas de alimentação: Existem várias controvérsias relativamente à influência das práticas de alimentação no desenvolvimento da sucção do polegar. Klackenberg (1955), Traisman (1958) e Hanna (1958), em estudos separados, não encontraram diferenças significativas na prevalência da sucção do dedo em função do tipo de alimentação.[29] No entanto, **Heinstein MI(1963)**[30] no seu estudo descobriu uma maior prevalência de sucção do polegar em crianças alimentadas ao peito, enquanto Palermo encontrou uma maior sucção do polegar em crianças alimentadas a biberão.[30] **De Holanda *et al* (2009)**[31] descobriram que o aleitamento materno por um período superior a 6 meses era um fator de proteção contra a persistência da sucção de chupeta, mas a subjetividade da relação mãe-filho deve ser investigada mais aprofundadamente.[31]

8) A **ingestão acidental de substâncias nocivas** e **a deformação digital** também estão associadas à sucção do polegar. Um estudo realizado em bebés com **anquiloglossia** revelou que a função respiratória em bebés com apneia melhorava quando o bebé chupava o dedo. A sucção provocava um aumento da saturação de oxigénio no sangue arterial para níveis normais, fazendo com que a apneia desaparecesse. Se este comportamento serve de facto para compensar a insuficiência respiratória, pode ser igualmente importante para os bebés saudáveis.

De acordo com Massler, os hábitos orais dos rapazes são mais persistentes durante um período mais longo do que os das raparigas, porque os rapazes tendem a lutar abertamente contra as regras da família ou da sociedade envolvente do que as raparigas, incluindo quando lhes é dito para deixarem de praticar hábitos orais.[32] A Tabela 3 mostra a influência de diferentes variáveis na incidência e prevalência do hábito de chuchar no dedo.

Tabela 3: Influência de diferentes variáveis na incidência e prevalência do hábito de chupar o dedo[29]

Variables	Relationships	Author
Age	No evidence of thumb sucking in neonates 2-5 years – 17.3% Upto 7 years – 45%	Levin and Kaye (1964) Singhal and Bhatia (1988) Garathini *et al* (1990)
	Relatively low incidence in preschool children	Traisman & Traisman (1956)
	Even distribution in school going children except in 6 years or older Children who were engaged in slight sucking habit.	Backlund (1963)
Gender	No correlation in gender in neonates	Levin & Kaye (1964)
	In infants and children no significant diference between boys and girls	Traisman & Traisman (1958)
	Even distribution among boys and girls in school going children	Backlund (1963)

	Significantly low incidence found in negroid races	Brenchley (1992)
Race		
Pacifier	Related to low incidence of thumb sucking at 5 years	Ravn (1976)
Feeding methods	Increase incidence in a low duration breast feeding longer feeding leads to habit. Significant relationship between duration and intensity of thumb sucking and amount of time spent in feeding sessions.	Levy (1928) Robert (1944) Yarrow (1954)
Siblings	No correlation between level of the habit and number of siblings with the habit.	Larsson *et al* (1971)
Parental Status	High incidence among children of professionals	Popowitch Thompson (1963)
	No incidence of thumb sucking	Dahlborg et al (1969)

Caraterísticas clínicas e diagnóstico

Regra geral, os hábitos de sucção durante os anos da dentição decídua têm poucos ou nenhuns efeitos a longo prazo. Se estes hábitos persistirem para além da altura em que os dentes permanentes começam a erupcionar, ocorre má oclusão. O diagnóstico de um hábito também pode ser óbvio quando a criança o está a realizar ativamente. No entanto, durante uma consulta dentária, a criança pode raramente ter esse hábito.

De acordo com **Sorokolit CA *et al* (1989)**[33] o tipo de má oclusão produzida pelo hábito de sucção dos dígitos depende de um número de variáveis.

- ✓ Posição do dígito
- ✓ Contração dos músculos orofaciais associados
- ✓ Posição da mandíbula durante a sucção
- ✓ Padrão esquelético facial
- ✓ Intensidade, duração e frequência da sucção.

O tipo de alterações dentárias que um hábito de dígito pode causar varia com a intensidade, duração e frequência com que o dígito é posicionado na boca.

Historial - Uma vez determinado o historial positivo do hábito, é necessário determinar a frequência, a intensidade e a duração do hábito. Os remédios que foram experimentados em casa, os padrões de alimentação, os cuidados parentais da criança também são averiguados.

Intensidade - é a quantidade de força que é aplicada aos dentes durante a sucção. Em alguns casos, a função muscular perioral e as contracções faciais são facilmente visíveis e a sucção pode ser ouvida na sala ao lado. Noutros, o hábito do polegar é pouco mais do que a inserção passiva do dedo na boca.[34]

Duração - é definida como a quantidade de tempo gasto na sucção do dígito e desempenha o papel mais crítico no movimento dentário causado por um hábito de sucção. Evidências clínicas e experimentais sugerem que 4 a 6 horas de força / dia é provavelmente o mínimo necessário para causar movimento dentário. Portanto, uma criança que chupa intermitentemente com alta intensidade pode não produzir muito movimento dentário, enquanto uma criança que chupa continuamente (por mais de 6 horas) pode causar mudanças dentárias significativas. A duração dos hábitos de sucção de dígitos (meses ou anos) está positivamente relacionada com uma maior prevalência de mordida aberta anterior ou sobremordida reduzida, aumento do overjet, maior profundidade da arcada maxilar e diminuição da largura da arcada maxilar.[34]

Frequência - Número de vezes que o hábito é praticado ao longo do dia.

Estado emocional - É essencial determinar se o hábito é significativo ou vazio. Para o efeito, é necessário conhecer a segurança emocional e o bem-estar familiar da criança.

Os sinais dentários mais frequentemente relatados de um hábito ativo são os seguintes :[35,36]

1. **Proclinação anterior do maxilar e retroinclinação mandibular:**

    Quando uma criança coloca o polegar ou o dedo entre os dentes, este é normalmente colocado num ângulo de modo a pressionar labialmente os incisivos inferiores e lingualmente os incisivos superiores. Esta pressão direta é responsável pela deslocação dos incisivos (Figura 4).[35]

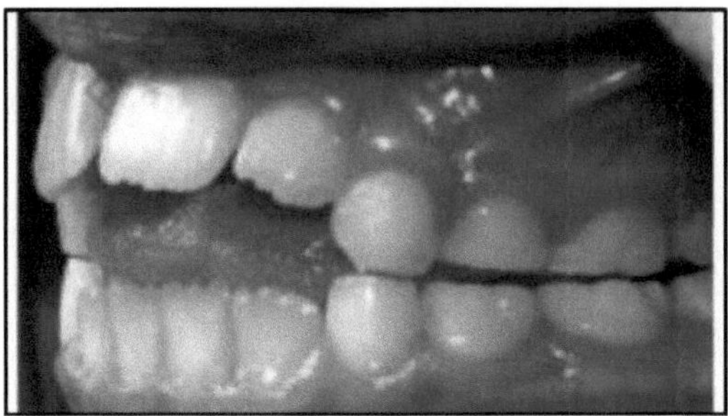

Figura 4: Protrusão maxilar e retrusão mandibular

2. Mordida aberta anterior:

Ocorre devido à combinação de forças.

1. Interferência na erupção normal dos incisivos devido à interposição do polegar.

2. A erupção excessiva dos dentes posteriores devido à separação dos maxilares, que altera o equilíbrio vertical nos dentes posteriores, 1 mm de alongamento posterior abre a mordida em cerca de 2 mm anterior (Figura 5). [5]

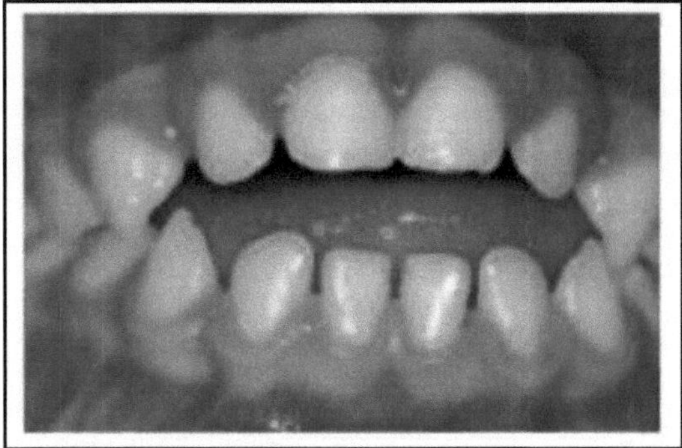

Figura 5: Mordida aberta anterior

3. Constrição da arcada maxilar:

Este facto pode dever-se ao facto de a arcada maxilar não se desenvolver em largura devido a uma alteração no equilíbrio entre as pressões da bochecha e da língua. Se o polegar for colocado entre os dentes, a língua deve ser abaixada, o que diminui a pressão da língua contra as superfícies linguais dos dentes posteriores superiores. Ao mesmo tempo, a pressão da bochecha contra os dentes aumenta à medida que o músculo bucinador se contrai durante a sucção. As pressões das bochechas são maiores nos cantos da boca e isso provavelmente explica por que o arco maxilar tende a se tornar **em forma de "V", com mais constrição nos caninos do que nos molares (Figura 6).**[35]

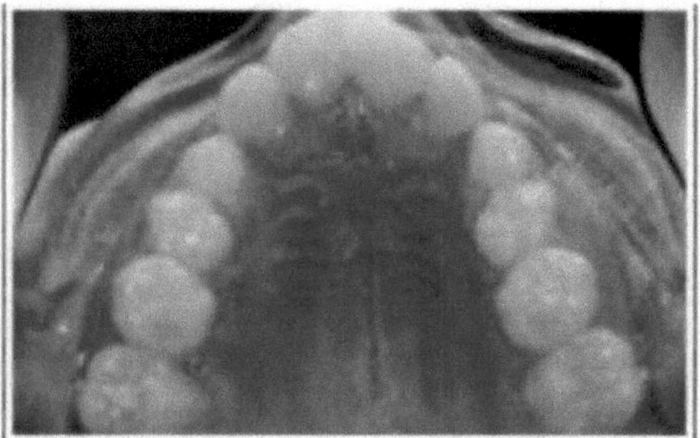

Figura 6: Constrição da arcada maxilar

4. Mordida cruzada posterior:

Isto ocorre como consequência da constrição do arco maxilar (Figura 7). As forças musculares desequilibradas exercidas pelos músculos das bochechas sobre a maxila não são satisfeitas pela pressão da musculatura lingual, que está normalmente presente. Embora isto resulte numa constrição maxilar, não existe qualquer restrição ao crescimento mandibular, o que acaba por conduzir a uma mordida cruzada.[35]

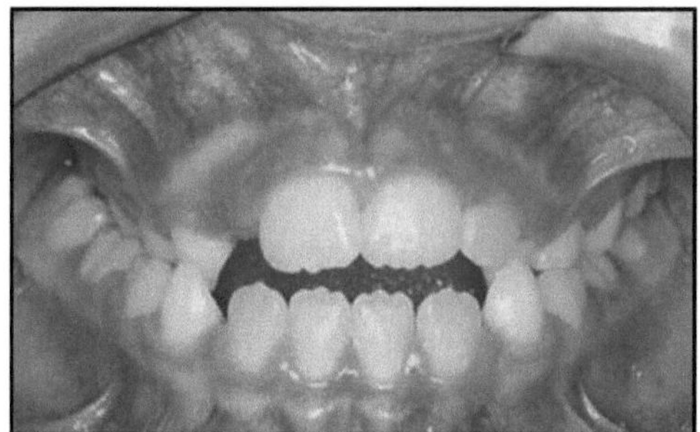

Figura 7: Mordida cruzada posterior

De acordo com **Johnson ED** *et al* (1993)[19] As alterações dentofaciais associadas a hábitos prolongados de sucção não nutritiva são

(1) Efeito na colocação e função dos lábios :[19]

- Desenvolvimento do impulso da língua.

- Posição inferior da língua.

- Lábio superior hipotónico.

- Lábio inferior hiperativo.

- Aumento da incompetência labial.

- Aumento da função do lábio inferior sob os incisivos maxilares. O lábio inferior pode deslizar para cima e fazer um selo (durante a deglutição) lingual para labial superior (armadilha labial).

(2) Efeitos na maxila:

- Abaulamento labial dos dentes anteriores do maxilar.

- Proclinação dos incisivos superiores.

- Aumento do comprimento do arco maxilar.

- Colocação anterior (se os dentes forem removidos, é efectuada alguma alteração alveolar) da base apical do maxilar.

- Aumento do comprimento da coroa clínica do Incisivo maxilar.

- Arco palatino alto, assoalho nasal estreito.

- Reabsorção radicular atípica em incisivo central primário.

- Constrição da arcada maxilar (diminuição da largura da arcada palatina).

- Aumento do SNA

- Aumento do comprimento da coroa clínica dos incisivos superiores.

- Aumento da rotação do plano oclusal.

- Diminuição do ângulo SN para ANS-PNS.

- Aumento do trauma nos incisivos centrais maxilares.

Isto pode dever-se ao facto de a arcada maxilar não se desenvolver em largura devido a uma alteração no equilíbrio entre as pressões da bochecha e da língua. Se o polegar for colocado entre os dentes, a língua deve ser abaixada, o que diminui a pressão da língua contra as superfícies linguais dos dentes posteriores superiores. Ao mesmo tempo, a pressão da bochecha contra os dentes aumenta com a contração do músculo bucinador durante a sucção. As pressões das bochechas são maiores nos cantos da boca, o que provavelmente explica o facto de as extremidades da arcada dos dentes superiores se tornarem em forma de "V", com uma maior constrição ao longo dos molares.[19]

Um estreitamento simétrico do maxilar é mais possível numa entrega de instrumento porque o instrumento tem duas lâminas e a força de compressão é igual em cada lâmina. Trata-se de uma alavanca de classe II. Uma mordida cruzada unilateral em que as linhas médias maxilar e mandibular estão corretas é o resultado da deformação do processo dento-alveolar maxilar e pode ser o resultado de um instrumento obstétrico.

(3) Efeitos na mandíbula:

- Retroinclinação dos incisivos inferiores.

- Retrusão da mandíbula.

- Aumento da distância intermolar mandibular.

- Aumento da posição distal do ponto B.

- Pode ocorrer um apressamento da curva de spee dos dentes anteriores mandibulares.

(4) Efeitos na relação inter-arcos:

- Relação entre os caninos da classe II na dentição decídua.

- Diminuição do ângulo incisal maxilar e mandibular (MIA).

- Aumento do jato.

- Diminuição da mordedura.

- Oclusão de classe II aumentada ou bilateral.

- Mordida cruzada posterior.

- A mordida aberta anterior ocorre devido a uma combinação de factores, tais como. Interferência com a erupção normal dos dentes posteriores devido à separação dos maxilares, que altera o equilíbrio vertical nos dentes posteriores. alongamento A mordida aberta posterior também pode ser causada pela intrusão dos incisivos.[19]

(5) Perfil: Perfil geralmente convexo.

(6) Efeito da colocação da língua e da função:

- A língua é colocada inferiormente, levando a uma mordida cruzada posterior devido à contração da arcada maxilar.

- Aumento da posição do lábio em relação à língua.

- Aumento da posição da língua inferior

(7) Outros efeitos :[35]

- Podem também ser observadas algumas alterações do esqueleto craniofacial.

- Infeção fúngica, lesões queratóticas no polegar (Figura 8).

- A unha do polegar tem um aspeto côncavo.

- Risco para a saúde psicológica.

- Aumento do risco de envenenamento.

- Aumento da deformação dos dígitos.

- Aumento do risco de defeitos da fala nas crianças, especialmente de ceceio.

- Quando o hábito de chupar os dígitos é combinado com a tricotilomania, isso leva à alopecia.

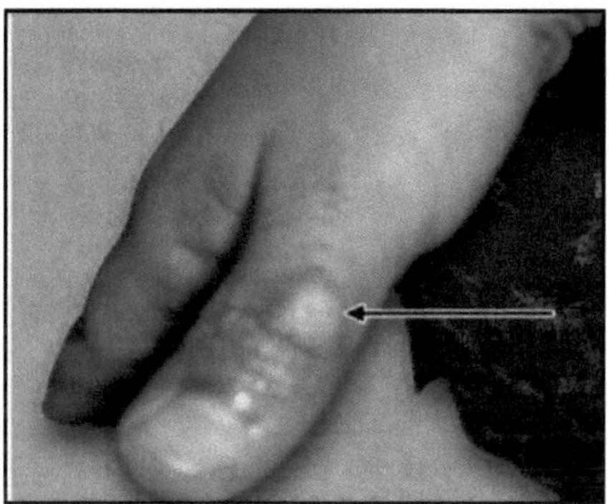

Figura 8: Lesão queratósica cutânea no polegar

Problemas associados :[37,38]

Não biológico

- A sucção prolongada do dígito está associada a um aumento do grau de introversão na personalidade da criança e a uma tendência para uma maior responsabilidade emocional.

- Frequentemente correlacionada com outras perturbações de hábitos, como tiques, rolar de cabeça, birras e tricotilomania (arrancar o cabelo). Pode estar associada

37

a enurese.

- Os chupadores de dedo activos também têm uma maior incidência de infecções do ouvido médio e têm frequentemente amígdalas aumentadas, acompanhadas de respiração bucal.

- As atitudes negativas dos pais em relação ao hábito da SD em crianças em idade pré-escolar e escolar podem aumentar o risco de reduzir a aceitação social da criança.

As crianças com tipos ligeiros de desfiguração facial e má oclusão secundária ao hábito da SD podem estar em risco de ter problemas psicológicos.[37]

- Aumento da probabilidade de envenenamento acidental.

- Aumento das probabilidades de Enterobius vermicularis.

- Interferência com aspectos selecionados da produção da fala (s,z).

Orgânico

- Malformações e inflamações dos dígitos

- Ulcerações da mucosa sublingual

- Perturbações miofuncionais orais - respiração bucal, impulsão da língua

- Dor orofacial relacionada com DTM

- Alterações mínimas do padrão esquelético

- Maloclusão

Gestão

<u>PREVENÇÃO DE HÁBITOS[29]</u>

* **Abordagem baseada em motivos**:

A etiologia da sucção do polegar centra-se num contexto psicológico predominante. A sua prevenção deve ser direcionada para o motivo que está por detrás do hábito. A história é uma ferramenta importante para diagnosticar a etiologia, quer o hábito seja significativo ou vazio.

* **Envolvimento da criança em várias actividades**:

Os pais, quando questionados, podem revelar que a criança pratica o hábito quando está aborrecida e entregue a si própria, ou pode ser mesmo antes de adormecer. Nestes casos, os pais podem ser aconselhados a manter a criança ocupada em várias actividades. Assim, a criança tem poucas hipóteses de praticar o hábito. A criança pode ser encorajada a seguir os seus passatempos de interesse, como pintar ou participar em actividades ao ar livre com os seus colegas. Estas medidas podem ser seguidas quando os pais estão a trabalhar.

* **O envolvimento dos pais na prevenção**:

Quando os pais estão em casa, devem ser aconselhados a passar bastante tempo com a criança, de modo a afastar o seu sentimento de insegurança. À noite, este aspeto pode ser reforçado, pondo a tocar música suave ou contando boas histórias para adormecer até a criança adormecer.

* **Duração do aleitamento materno**:

A alimentação dos bebés deve ser feita com cuidado, pois a duração da alimentação deve ser adequada, de modo a permitir que a criança esgote a sua necessidade de sucção e se sinta completamente satisfeita.[29]

- **Presença e atenção das mães durante a alimentação a biberão:**

Os bebés alimentados a biberão devem ser pegados ao colo pela mãe e deve ser-lhe dada bastante atenção. Isto promoverá uma união emocional estreita entre a mãe e o bebé, semelhante à que se verifica na amamentação.

- **Utilização de um mamilo fisiológico:**

Deve ser utilizada uma tetina fisiológica para a alimentação por biberão e o tamanho e o número do orifício devem ser normalizados para regular um fluxo lento e constante do leite.

- **Utilização de chupeta ou chucha:**

A aquisição do hábito de chupar os dedos pode ser evitada se o bebé for encorajado a chupar uma chupeta. Se a criança já tiver descoberto o polegar ou os dedos, não será fácil introduzir a chupeta. Como nem todos os bebés começam a chuchar no dedo, só é necessário oferecer uma chupeta a uma criança cujo comportamento indica um desejo urgente de chupar um dedo ou uma chupeta. A chupeta é mais fácil de dispensar numa idade precoce do que a sucção dos dedos.[29]

<u>CONSIDERAÇÕES SOBRE O TRATAMENTO</u>

1. Estado psicológico da criança :[29]

O diagnóstico e a gestão de qualquer problema psicológico devem ser planeados antes do tratamento de qualquer problema dentário potencial ou atual. Informe-se sobre a situação familiar da criança, se os pais são casados ou solteiros, se não têm emprego, se há stress familiar, se há indícios de maus-tratos infantis, etc. Todos os factores que causam um ambiente familiar turbulento são excluídos antes de eliminar o hábito.

Os acontecimentos que precedem o hábito, tais como a utilização de um cobertor de segurança, a dependência de um brinquedo favorito, problemas de sono, pesadelos, nervosismo e ansiedade, fornecerão informações sobre os possíveis estímulos psicológicos do hábito. Se o hábito oral estiver associado a um problema emocional, isso sugere a necessidade de uma consulta psicológica.[29]

2. Fator de idade:

Nascimento - 3 anos - Nenhuma intervenção ativa, independentemente do tipo e da gravidade da má oclusão, devido à imaturidade emocional geral e porque a má oclusão é auto-corrigível se houver um bom padrão de crescimento.

Entre 3 e 7 anos: Nenhuma intervenção ativa. Explicar detalhadamente à criança o que está a fazer aos seus dentes e sugerir-lhe o que pode fazer para parar.[29]

7 anos ou mais: - É necessária uma intervenção ortodôntica.

A eliminação precoce dos hábitos de sucção dos dígitos é um dos serviços terapêuticos mais importantes oferecidos pelos médicos. Os hábitos de sucção durante os anos da dentição decídua têm geralmente poucos ou nenhuns efeitos a longo prazo e param normalmente por volta dos 4 a 5 anos de idade. A intervenção é recomendada após os 4 ou 5 anos de idade, mas deve ser considerada mais cedo se se tratar de um hábito de elevada intensidade e longa duração e se existirem danos graves na oclusão ou na mandíbula, como a rotação da mandíbula no sentido dos ponteiros do relógio e o entalhe antigonial.[39]

Existem outras situações que podem necessitar de uma intervenção precoce antes dos 4 anos de idade. Isto inclui crianças que, para além de hábitos orais anormais, têm outros problemas comportamentais, como puxar o cabelo ou os pais e crianças que pedem ajuda para parar o hábito devido a problemas de fala ou embaraço.

3. Preocupação dos pais em relação ao hábito:

Os pais devem ser aconselhados a deixar de ralhar, chatear ou repreender. As recompensas ou subornos devem ser evitados enquanto o comportamento positivo é reforçado.

A criança não deve ser envergonhada ou criticada, mas deve ser-lhe oferecida ajuda para lidar com este hábito difícil.[29]

4. Outros factores:

A auto-correção depende novamente da gravidade da má oclusão, da variação anatómica do tecido mole perioral e da presença de outros hábitos orais.

Tempo de aparecimento da sucção do polegar e significado :[40]

As que aparecem durante as primeiras semanas de vida - Relacionadas com problemas de alimentação. Algumas crianças usam os polegares como dispositivo de dentição durante a difícil erupção de um molar primário. Algumas crianças utilizam-no para libertar a tensão mental. Algumas recorrem ao hábito para atrair a atenção dos pais.

PLANEAMENTO DO TRATAMENTO

Antes de qualquer planeamento de tratamento, devem ser consideradas algumas questões importantes para avaliar o tipo, a gravidade e a natureza do problema.[40]

- O hábito está a causar ou a melhorar uma má oclusão?

- Há quanto tempo é que a criança tem este hábito?

- Quando é que ele ou ela realiza o hábito? De dia? De noite? Constantemente?

- A criança fá-lo na escola?

A cessação do hábito permitirá a auto-correção de defeitos menores?
- A interrupção do tratamento evitará o agravamento da má oclusão?

- A criança tem maturidade emocional suficiente para aceitar o tratamento?

- Alguém ridiculariza a criança por causa do seu hábito? A ridicularização, especialmente à frente de outras pessoas, tende a criar uma reação negativa na criança.

Devem ser avaliadas três áreas principais na construção de um plano de tratamento.

1. Significado emocional do hábito

2. A idade do doente

Significado emocional do hábito :[39]

Antes de iniciar os procedimentos corretivos, é importante determinar se a sucção do polegar é um hábito significativo ou um hábito "vazio". Deve-se tratar o hábito significativo com a abordagem psicológica e o hábito vazio com a abordagem dentária. A consulta com um psiquiatra é considerada se o hábito de chuchar no dedo for um sintoma de um problema de comportamento anormal.[39]

Tratamento de um bebé (do nascimento aos 2 anos) :[39]

A sucção do polegar durante a infância não é motivo de preocupação para o dentista ou para os pais se não for produzido qualquer efeito físico nos dentes. Quando a sucção é anormalmente vigorosa o suficiente para deslocar os dentes, o problema é preocupante e também pode atuar como um sintoma de:

1. Alimentação insuficiente

2. Amor inadequado

3. Criança aborrecida, infeliz ou demasiado fatigada.

Não se deve tentar curar o hábito num bebé subnutrido ou doente, que pode obter uma gratificação emocional significativa com ele. Frequentemente, o único tratamento necessário pode ser um pouco mais de mimos e brincadeiras com a criança e uma simples instrução à mãe sobre a técnica de alimentar o bebé.[39]

Tratamento numa criança em idade pré-escolar (2½-3 anos):

Nestes anos, a criança começa a afirmar a sua independência em relação à mãe e, inevitavelmente, podem ocorrer tensões e frustrações que provocam um episódio ocasional de sucção de curta duração. Na criança em idade pré-escolar, a sucção do polegar, praticada apenas antes de ir para a cama, pode ser considerada uma atividade benigna e a sua correção pode revelar-se prejudicial. No entanto, se a sucção for frequente durante as horas de vigília, se a criança estiver demasiado fatigada, aborrecida ou infeliz, então devem ser corrigidos os factores adequados do ambiente. A criança deve dispor de amplos espaços para brincar e de uma quantidade adequada de auto-expressão.[41]

Tratamento em crianças de 3-7 anos de idade:

Esta faixa etária pode ser mais preocupante, dependendo do tipo de hábito e se a criança está a puxar o maxilar anteriormente ou apenas a chupar o dígito com constrição vestibular. A criança com boa intercuspidação molar e pouco tração anterior,

i.   e., a criança com sucção passiva deve ser aconselhada e o dentista deve trabalhar em conjunto com os pais com modificações comportamentais contingentes.[41]

Tratamento em crianças com mais de 7 anos:

Estas crianças caracterizam-se principalmente por uma mordida aberta anterior que normalmente não se fecha por si só devido aos padrões funcionais que foram estabelecidos. Todas estas crianças necessitarão de alguma forma de tratamento ortodôntico ativo.[41]

<u>TRATAMENTO DA SUCÇÃO DO POLEGAR</u>

De acordo com **Nowak A (2019)[34]** , existem quatro categorias de tratamento:

1. Terapia preventiva

2. Terapia psicológica

3. Terapia de lembrete

4. Sistema de recompensas

5. Terapia adjuvante

1.   TERAPIA PREVENTIVA:

De acordo com Hughes (1941), em primeiro lugar, a criança deve ser alimentada sempre que tiver fome, e deve ser deixada comer tanto quanto quiser. A duração da alimentação deve ser adequada para permitir que a criança esgote o seu desejo de sucção e se sinta completamente satisfeita. Em segundo lugar, alimentar a criança de forma natural. A importância do aleitamento materno é, em primeiro lugar, psicológica e, em segundo lugar, nutritiva. Os bebés alimentados a biberão devem ser pegados ao colo pela mãe e deve ser dada atenção suficiente durante o processo.[34]

Isto promoverá uma união emocional estreita entre a mãe e o bebé, semelhante à que se verifica na amamentação. Deve ser utilizada uma tetina fisiológica para a alimentação por biberão e o tamanho e o número de orifícios devem ser normalizados para regular um fluxo lento e constante do leite. Em terceiro lugar, nunca deixar que o hábito se inicie, a prática deve ser interrompida logo no seu início. A aquisição do hábito de chupar os dedos pode ser evitada encorajando a criança a chupar a chupeta em vez do dedo. A chupeta é mais fácil de dispensar numa idade mais precoce do que a sucção dos dedos.

Quando for necessário utilizar chupetas, selecionar uma chupeta concebida de forma adequada que complemente as funções normais e a deglutição, adquirindo o hábito. Uma atividade cinestésica adequada de gratificação neuromuscular nesta altura pode muito bem evitar acções anormais de deformação dos dedos, lábios e língua mais tarde.[41]

Abordagem baseada em motivos :[41]

A etiologia da sucção do polegar baseia-se num contexto psicológico predominante. A prevenção do hábito de chuchar no dedo deve ser direcionada para o motivo por detrás do hábito. A anamnese é um instrumento importante para diagnosticar a etiologia, quer o hábito seja significativo ou não. Deve-se evitar repreender, repreender ou assustar a criança, pois isso pode causar negativismo e fazer com que ela recorra ao hábito.[41]

A participação da criança em vários desportos é uma pequena oportunidade para evitar o hábito de chuchar no dedo. O envolvimento dos pais também é importante para afastar o medo e a insegurança da criança e brincar e conversar com ela.

História:

As abordagens corretivas para a sucção do polegar não devem ser consideradas até que uma história cuidadosa tenha sido completada numa tentativa de descobrir a causa.

Falando com a criança e com os pais, o dentista pode normalmente determinar se o hábito está relacionado com um problema de alimentação precoce, se continua como um hábito vazio adquirido por imitação de outra pessoa, ou se resulta de um problema emocional completo. O hábito de chuchar no dedo é frequentemente uma manifestação de insegurança ou inadaptação. A criança pode ter medo do escuro, da separação dos pais ou de animais ou insectos.[41]

A história também revela dificuldades no treino da casa de banho. Algumas crianças também continuam a fazer chichi na cama vários anos depois de começarem a escola. A história também pode revelar uma falta de vontade de participar em actividades de grupo na escola. A sucção do polegar pode, portanto, não ser um sinal, um sintoma isolado, mas sim um dos vários sintomas relacionados com conflitos e instabilidade emocional resultantes de acontecimentos passados.

2. TERAPIA PSICOLÓGICA :[34]

Rastrear o doente para detetar perturbações psicológicas subjacentes que sustentem o hábito de chuchar no dedo. Uma vez suspeitada a dependência psicológica, o doente é encaminhado para profissionais para aconselhamento. A abordagem mais simples, mas menos amplamente aplicável, é o aconselhamento com o doente. Isto envolve uma discussão entre o dentista e o doente sobre os problemas criados pela sucção não-nutritiva. Estas discussões, semelhantes às de um adulto, centram-se nas alterações que ocorreram devido à sucção e no seu impacto na estética.

Normalmente, é feito um apelo às crianças com base na sua maturidade e responsabilidade. É evidente que esta abordagem se dirige melhor às crianças mais velhas, que podem compreender concetualmente a questão e que podem estar a sentir uma pressão social para deixar o hábito. Algumas crianças são cativadas por esta abordagem e conseguem eliminar o seu hábito.

(Teoria de Dunlop "Hipótese Beta") - Afirma que a melhor maneira de quebrar um hábito é tentar repetições conscientes e propositadas, ou seja, o sujeito deve sentar-se em frente a um espelho grande e chupar observando enquanto o faz. O momento da sucção deve coincidir com alguma atividade agradável de que a criança goste. Ao praticar o mau hábito com a intenção de o parar, aprende-se a não realizar esse ato indesejável. Isto é especialmente praticado em crianças mais velhas.[34]

Livro sobre chuchar no dedo - "O ursinho que chucha no dedo" é um livro dirigido às crianças. O livro foi escrito e ilustrado pelo Dr. Dragon Alantolos, um dentista experiente com especial interesse no hábito de chuchar no dedo das crianças. O livro e a tabela são uma estratégia não invasiva e eficaz para parar de chuchar no dedo, tendo recebido apoio positivo de psiquiatras, patologistas da fala e sociedades de pediatria (Figura 9).[34] Segundo o autor, é importante equilibrar os benefícios psicológicos da sucção do polegar com o impacto negativo que tem nos dentes permanentes em desenvolvimento. "O ursinho que chupava o dedo" é um livro com o qual a criança se identificará com a história e transmitirá uma mensagem positiva sem pressão.[34]

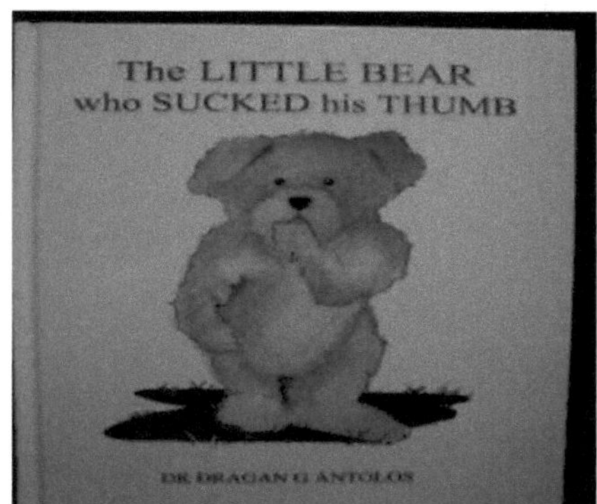

Figura 9: Livro de chupar o polegar

3. SISTEMA DE RECOMPENSAS :[34]

Um terceiro tratamento para a sucção do polegar é um sistema de recompensa. É estabelecido um contrato entre a criança e o dentista. O contrato estipula simplesmente que a criança deixará de ter esse hábito num determinado período de tempo e, em troca, receberá uma recompensa. A recompensa não precisa de ser extravagante, mas deve ser suficientemente especial para motivar a criança. Os elogios dos pais e do dentista têm um papel importante.[34]

Quanto maior for o envolvimento da criança no projeto, maior é a probabilidade de o projeto ser bem sucedido. O envolvimento pode incluir a colocação de estrelas coladas num calendário caseiro quando a criança conseguiu evitar o hábito durante um dia inteiro. No final do período de tempo especificado, a recompensa é apresentada com um elogio verbal por ter cumprido as condições do contrato. Os sistemas de recompensa e a terapia de recordação podem ser combinados para aumentar a probabilidade de sucesso.[34]

4. TERAPIA DE RECORDAÇÃO :[34]

A quarta abordagem, a terapia de recordação, é adequada para aqueles que desejam parar o hábito, mas precisam de alguma ajuda. O objetivo de qualquer tratamento deve ser cuidadosamente explicado à criança.[34]

De acordo com Finn (1972), os lembretes de hábitos podem ser basicamente divididos em lembretes intra-orais e lembretes extra-orais.[42]

Terapia química:

- Solução Femite[43]

Consiste na utilização de preparações amargas e de sabor desagradável que são pintadas nas unhas para dissuadir a colocação dos dedos ou do polegar na boca. Estas preparações só são eficazes se o hábito for novo e são menos eficazes para contrariar um hábito de longa data. Isto deve ser feito apenas quando o doente tem uma atitude positiva e quer o tratamento para quebrar o hábito (Figura 10).[43]

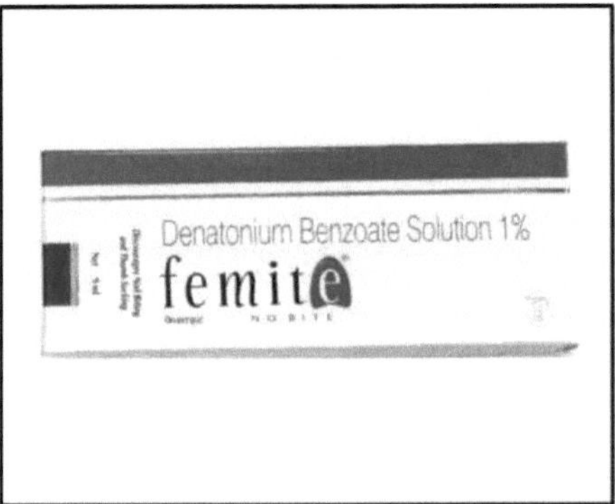

Figura 10: Terapia química (solução Femite)

- Solução para o polegar

Os produtos químicos utilizados são a pimenta de caiena (vermelha), dissolvida num meio líquido volátil, a quinina e a asafetida, que têm um sabor amargo e um odor desagradável, respetivamente. Um produto disponível no mercado, Femite (benzoato de denatónio), é também utilizado para a prevenção da sucção dos dedos (Figura 11).[43]

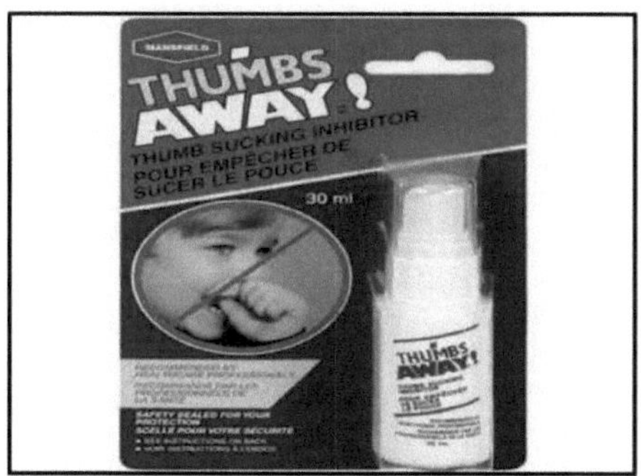

Figura 11: Solução "Thumb Away

<u>**Terapia mecânica:**</u>

Os dispositivos simples para controlar o polegar são a aplicação de fita adesiva no polegar ou no dedo e a flexão do cotovelo. Uma ligadura adesiva fixada com fita adesiva impermeável no dedo que comete a infração pode servir como um lembrete constante para não colocar o dedo na boca. A ligadura mantém-se no sítio até o hábito se extinguir. Alguns clínicos têm usado uma luva ou meia, luvas de boxe para cobrir os dedos da mão. Isto é especialmente útil durante as horas de sono.[29]

Abordagem extra-oral:

1. **Espiga do polegar em termoplástico:**

   Allen KD *et al* (1992)44 conceberam um poste termoplástico para o polegar, em que um material termoplástico era colocado no dígito que estava a cometer a infração. Foi necessário um total de 6 semanas de tratamento para eliminar o hábito (Figura 12)44.

51

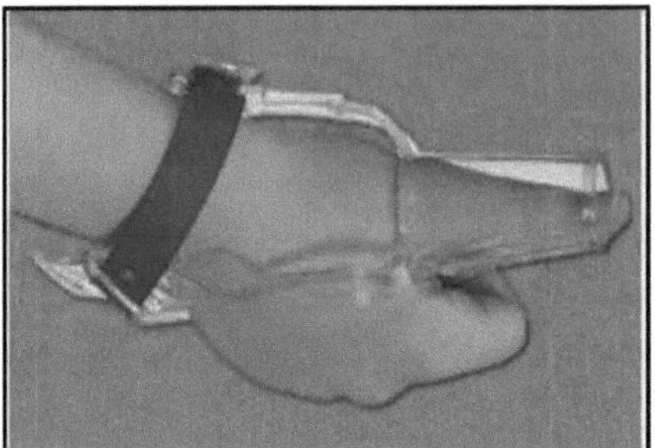

Figura 12: Poste de polegar em termoplástico

2. Abordagem com ligadura Ace:

A utilização da ligadura elástica é um programa caseiro para ajudar as crianças com hábitos noturnos de sucção dos dedos. O programa envolve a utilização nocturna de uma ligadura elástica enrolada no cotovelo (Figura 13).[45] A pressão exercida pela ligadura retira o dígito da boca enquanto a criança tenta adormecer.[45]

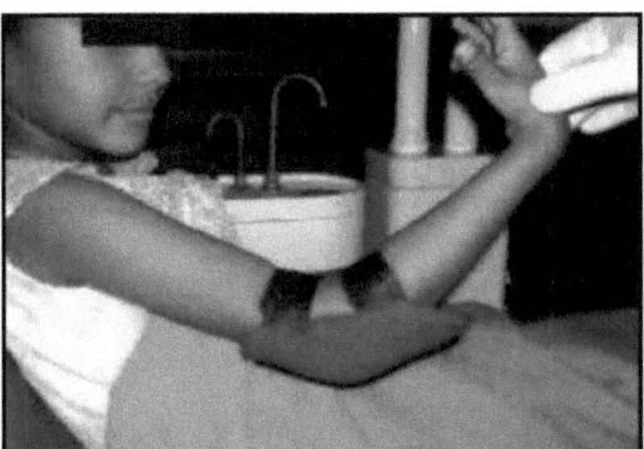

Figura 13: Abordagem com ligadura Ace

Norton e Gellin propuseram um **sistema de 3 alarmes** frequentemente eficaz em crianças entre os 3 e os 7 anos. O dígito agressor é tapado com fita adesiva e quando a criança sente a fita na boca é o primeiro alarme.[45]

Ligadura atada no cotovelo do braço com o dígito em falta, um alfinete de segurança é colocado longitudinalmente. Quando a criança flecte o cotovelo, o alfinete fechado dá uma ligeira pancada, indicando um segundo alarme.

Ligadura apertada se a sucção do polegar persistir, servindo como terceiro alarme.[43]

Revisão do sistema de 3 alarmes (aparelho de proteção do cotovelo modificado pela Rurs):

A criança com a proteção do cotovelo (**primeiro alarme**) (Figura 14).[46]

A música/vibração/sirene/voz gravada tocava quando se tentava dobrar o cotovelo **(segundo alarme).**

A proteção do cotovelo impede que o polegar/dedo chegue à boca **(terceiro alarme).**

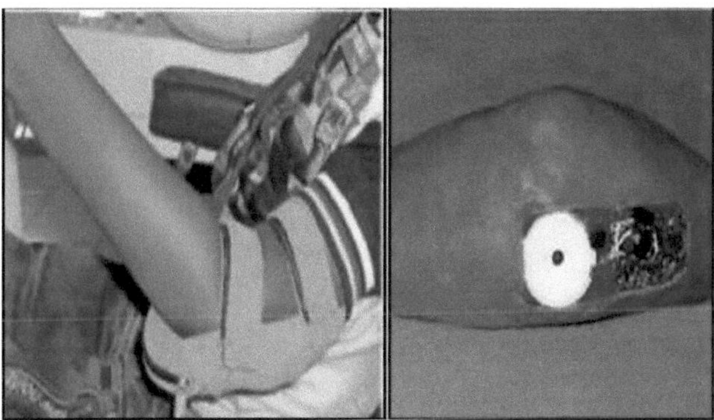

Figura 14: Proteção do cotovelo

3. **Utilização de bata de manga comprida**:

Alemran SE (2000)[47] sugeriu a utilização de uma bata de manga comprida, para evitar a colocação dos dedos na boca. Os braços do seu fato de noite são alongados de modo a que não possam alcançar o polegar durante a noite (Figura 15).[47]

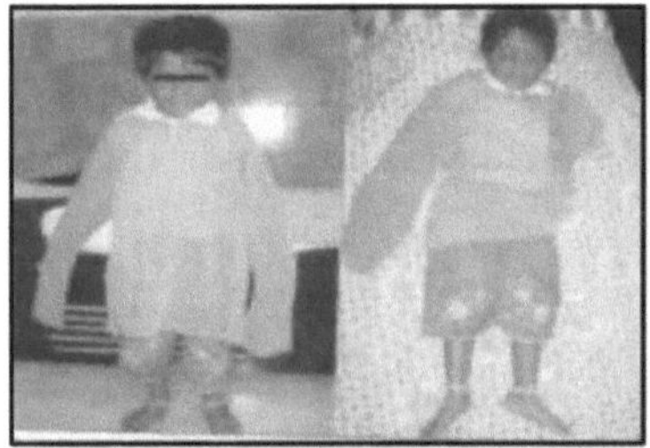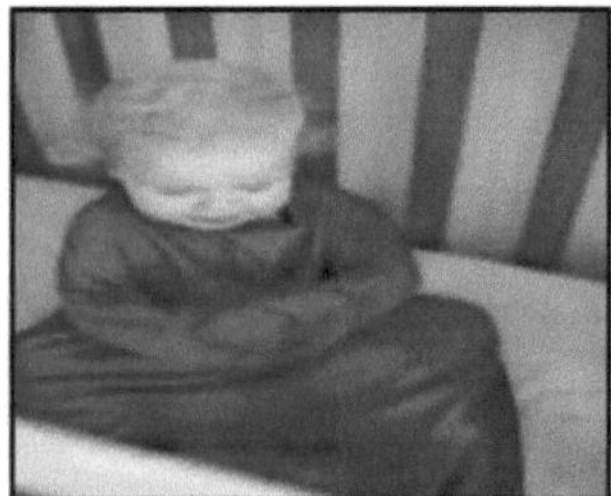

Figura 15: Bata de manga comprida

4. Conceito de casa do polegar:

Trata-se de um conceito muito recente. Neste método, experimenta-se um pequeno saco à volta do pulso da criança durante o sono. Explica-se à criança que ela dorme em casa e que o polegar também dorme em casa. Assim, a criança é impedida de chuchar no dedo durante a noite (Figura 16).[48]

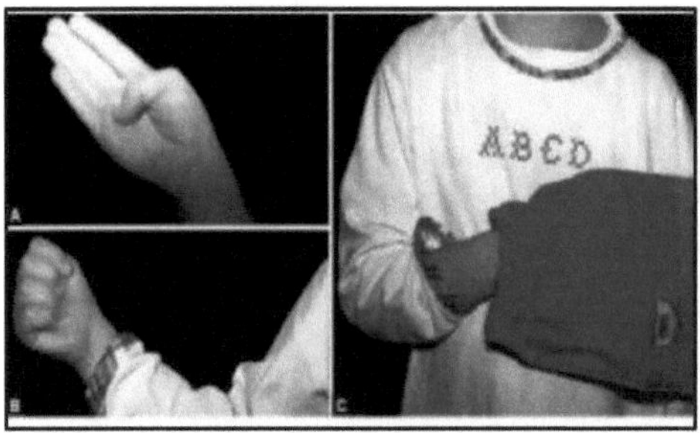

Figura 16: Conceito de casa do polegar

5. Utilização de marionetas de mão:

Atualmente, a utilização de fantoches de mão está a ganhar popularidade. Estes ajudam a eliminar o hábito (Figura 17).[29] Todos estes métodos têm como objetivo lembrar a criança de não colocar os dedos na boca. No entanto, por vezes este tipo de terapia é entendido como um castigo e pode não ser tão eficaz como um lembrete neutro.[29]

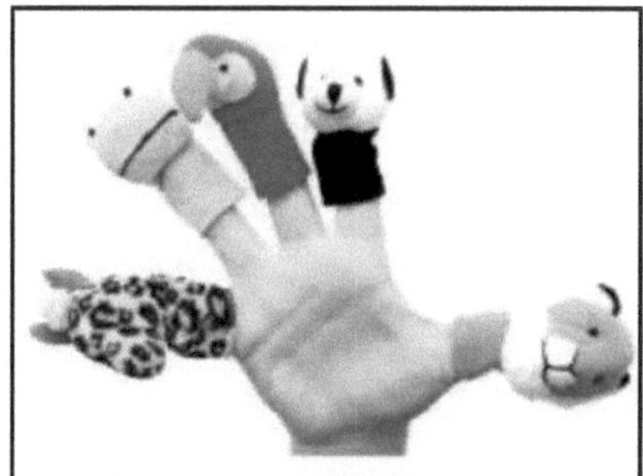
Figura 17: Fantoches de mão

5. TERAPIA ADJUVANTE:

Se o hábito persistir após a terapia de recordação e recompensa e a criança quiser realmente eliminar o hábito, pode ser utilizada uma terapia adjuvante que inclua um método para interromper fisicamente o hábito e recordar os doentes.

Este tipo de tratamento envolve normalmente envolver o braço do doente numa ligadura elástica para que não possa ser fletido e a mão introduzida na boca, ou colocar um aparelho na boca que desencoraja fisicamente o hábito, dificultando a sucção do polegar ou do dedo. O dentista deve explicar ao doente e aos pais que o aparelho não é um castigo, mas sim um lembrete permanente para não colocar o dedo na boca.[29]

O método da ligadura elástica é normalmente aplicado apenas à noite. A ligadura é enrolada de forma solta sobre o braço, estendendo-se desde abaixo do cotovelo até acima dele. A massa de material elástico (e não o aperto) impede a criança de mexer nos dedos. O sucesso ao longo de várias semanas deve ser recompensado. O programa completo pode levar de 6 a 8 semanas. Um aparelho intra-oral também pode ser utilizado como método adjuvante.[29]

(A) Aparelhos amovíveis :[17]

Trata-se de aparelhos passivos que são fixados na cavidade oral por meio de grampos e que, normalmente, têm um dos seguintes componentes adicionais:

- Espigões da língua

- Protetor de língua

- Espigões/raios

- Rastreio oral

(B) Aparelhos fixos:

- Arco lingual maxilar com berço palatino

- Ancinhos de feno

- Arame para arco lingual com esporas curtas

- Hélice quádrupla

- Aparelho Bluegrass

- Conector de laço triplo

Requisitos de um aparelho ideal:[17]

-Não deve restringir de forma alguma a atividade muscular normal.

-Não deve ser necessário recordar para ser utilizado.

-Não ter vergonha da sua utilização não envolver ou envolver minimamente os pais na colocação e remoção.

- Palatal Crib :[49]

Foi concebido para interromper a sucção do polegar, interferindo na colocação do polegar e na satisfação da sucção. O berço palatino é geralmente utilizado em crianças nas quais não existe mordida cruzada posterior. Também pode ser usado como um retentor após a expansão maxilar com uma hélice quádrupla numa criança que não parou de chupar com a hélice quádrupla (Figura 18).[49]

Construção: As bandas são colocadas nos primeiros molares permanentes ou nos segundos molares primários. Um fio de arco lingual pesado (0.040 in) é dobrado para encaixar passivamente no palato e é soldado às marcas dos molares. É soldado um fio adicional a este fio base para formar um berço ou obstrução mecânica para o dígito (Figura 19). É aconselhável fazer um molde inferior na altura em que o aparelho é construído, para que a oclusão possa ser verificada quanto a interferências.

Efeitos secundários:

1. Os padrões de alimentação, fala e sono podem ser alterados durante os primeiros dias após o parto. Estas dificuldades desaparecem no prazo de 3 dias a 2 semanas.

2. Normalmente, a marca do aparelho aparece na língua como uma reentrância. Esta marca desaparece logo após a remoção do aparelho.

3. O principal problema é a dificuldade em manter uma boa higiene oral. O aparelho retém os alimentos e é difícil de limpar em profundidade. Pode resultar em mau odor oral e inflamação dos tecidos.

4. O berço palatino normalmente faz com que a criança deixe de chuchar imediatamente, mas requer pelo menos mais 6 meses de uso para extinguir completamente o hábito.[49]

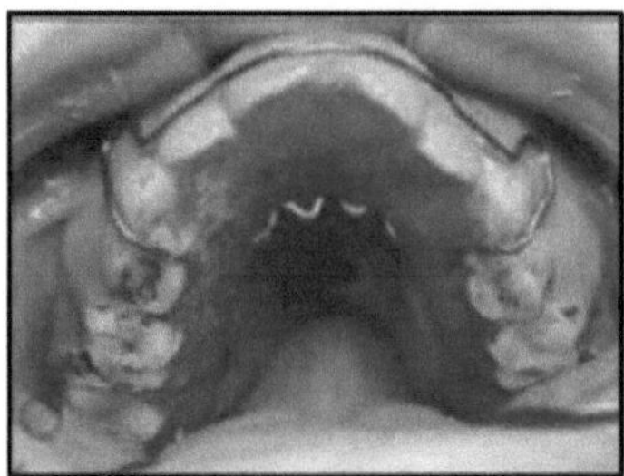
Figura 18: Berço com língua amovível

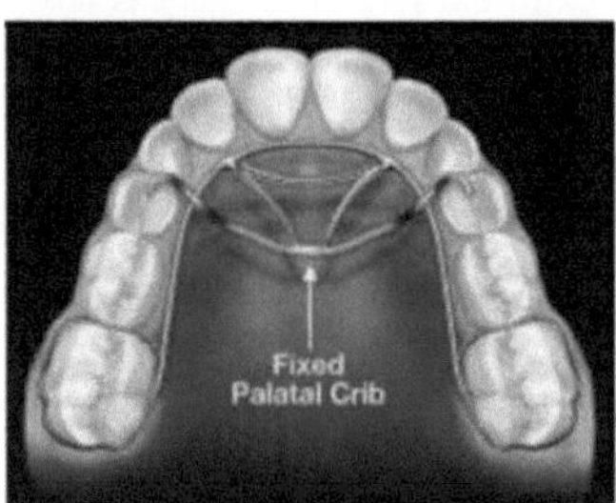

Figura 19: Berço de língua fixa

- Arco palatino:

As bandas são colocadas nos segundos molares decíduos superiores ou nos primeiros molares permanentes. (Figura 20)[50] O arco palatino é feito de fio de aço inoxidável de 0,040 polegadas e é semelhante em design ao berço palatino, exceto que não tem uma porção vertical semelhante a uma cerca.[50]

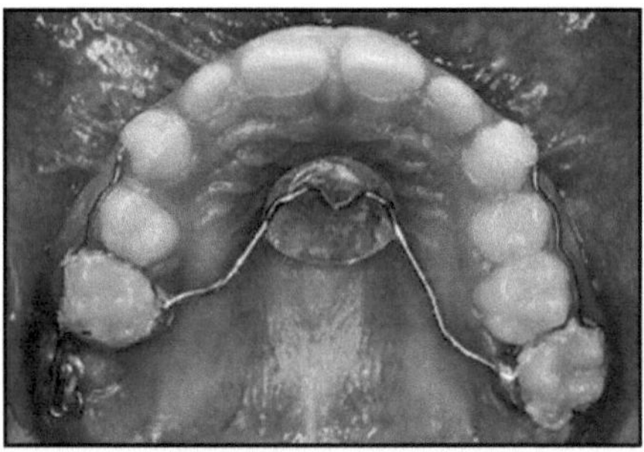
Figura 20: Arco palatino

- Barra Palatal:

A barra palatina é um dos principais lembretes de hábitos. (Figura 21)[50] Consiste num fio de arco lingual redondo de 0,030 polegadas ligado às bandas do primeiro molar superior com uma plataforma anterior, que deixa o palato livre em cerca de 1/8 de polegada. Isto evita que o polegar ou o dedo exerçam pressão sobre o tecido mole do palato. O selo é quebrado, não há sucção e o prazer de chupar o polegar é destruído. Um apoio oclusal na superfície oclusal dos primeiros pré-molares superiores impede que a barra palatina assente no tecido mole. A barra deve ser concebida de forma a não impedir o fecho normal dos dentes.[50]

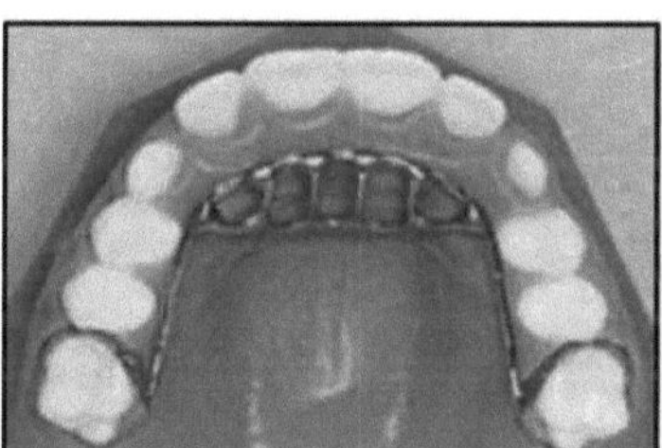

Figura 21: Aparelho de barra palatina

- Ancinhos de feno:

Mack (1951) defendia o uso do aparelho em crianças com mais de 3 anos e meio de idade. O ancinho pode ser um aparelho fixo ou amovível, tal como o berço. No entanto, este aparelho fixo castiga a criança em vez de a lembrar. Possui dentes rombos ou esporões que se projetam das barras transversais ou de um retentor de acrílico para dentro da abóbada palatina. Os dentes desencorajam não só a sucção do polegar, mas também o impulso da língua e hábitos incorrectos de deglutição. Os aparelhos removíveis dão-lhe a liberdade de usar o aparelho apenas durante os períodos críticos, como a noite, sendo a fabricação mais fácil com aparelhos removíveis. Os aparelhos fixos, como o protetor lingual superior, parecem ser mais eficazes para quebrar estes hábitos. Se a criança tiver feito mudanças apreciáveis no seu hábito aos 3 meses, o aparelho pode ser removido com segurança para um período de teste. Se surgirem sinais graves de ansiedade, por exemplo: urinar na cama, pesadelos, recusa em comer sólidos, beligerância, distúrbios da fala, irritabilidade, o aparelho deve ser removido.[50]

Instruções para a criança e para os pais :[42]

1. Tanto a criança como os pais são informados de que o aparelho deve ser usado durante pelo menos seis meses, apesar de a sucção dos dígitos poder parar no espaço de uma semana após a colocação do aparelho.

2. A criança deve regressar uma vez por mês para inspecionar o aparelho.

3. Pode ocorrer um período inicial de perturbação caracterizado por irritabilidade, que se regula normalmente no espaço de duas semanas.

4. A dificuldade em comer pode ser sentida com certos alimentos que se colam ao aparelho (manteiga de amendoim) ou alimentos duros (maçãs ou milho).

Graber (1965) explicou o funcionamento destes aparelhos .[42]

o Tornar o hábito do dedo insignificante, quebrando a sucção.

o Impede que a pressão dos dedos desloque o incisivo central maxilar, evitando assim que a labialidade agrave a má oclusão.

o Força a língua para trás, alterando a sua posição de repouso postural, exercendo assim uma maior pressão lateral (Figura 22).[42]

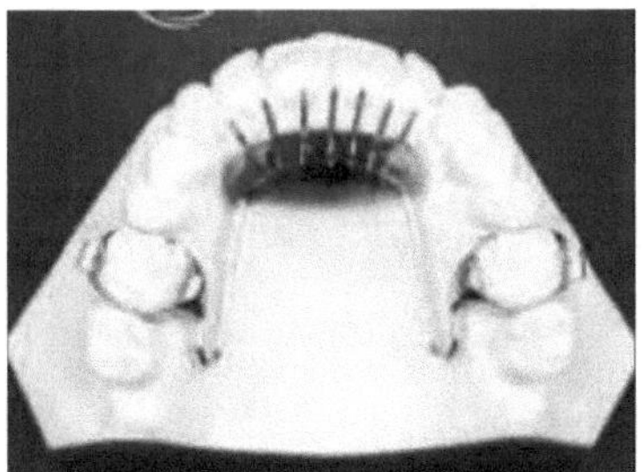

Figura 22: Aparelho de ancinho de feno

- Arco Lingual com Esporas:

O melhor aparelho é um fio de arco lingual com esporas curtas soldadas em locais estratégicos para lembrar a criança de manter o polegar para fora. Este aparelho não é uma interferência mecânica, mas os esporões curtos e afiados fornecem sinais aferentes ligeiros de desconforto sempre que o polegar lembra o desconforto ou a dor ligeira lembra o sistema neuromuscular, mesmo quando a criança está a dormir, que o polegar não deve ser inserido (Figura 23).[49]

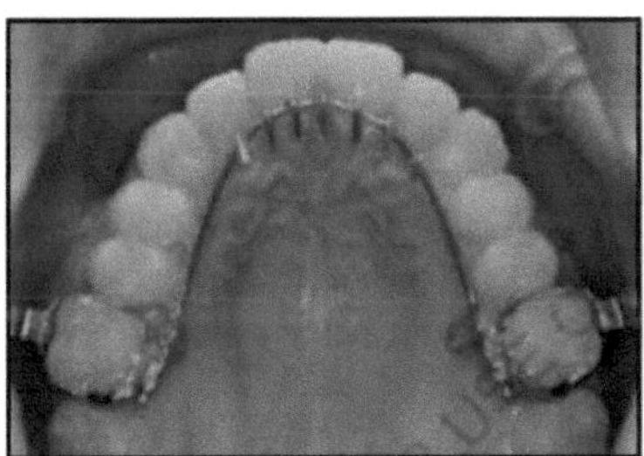

Figura 23: Arame do arco lingual com esporas

- Quad Helix:

É um aparelho fixo normalmente utilizado para expandir uma arcada maxilar constrita - um achado comum acompanhado de mordida cruzada posterior em pacientes que praticam sucção não nutritiva. Este aparelho requer pouca cooperação do paciente, pois é fixo e fácil de usar.

É construído com fio de aço de 0,04 polegadas em forma de "w", composto por duas hélices anteriores e duas posteriores. As hélices aumentam o alcance e a elasticidade do aparelho. As hélices anteriores servem como lembrete para ajudar a parar o hábito de chuchar no dedo. A ativação das hélices anteriores produz uma expansão posterior e a ativação das hélices posteriores produz uma expansão anterior.[40]

O quad helix é um aparelho versátil porque pode corrigir a mordida cruzada posterior e desencorajar a sucção do polegar ao mesmo tempo. O quad helix requer um mínimo de 6 meses de tratamento. Três meses são necessários para corrigir a mordida cruzada e 3 meses são necessários para estabilizar o movimento (Figura 24).[40]

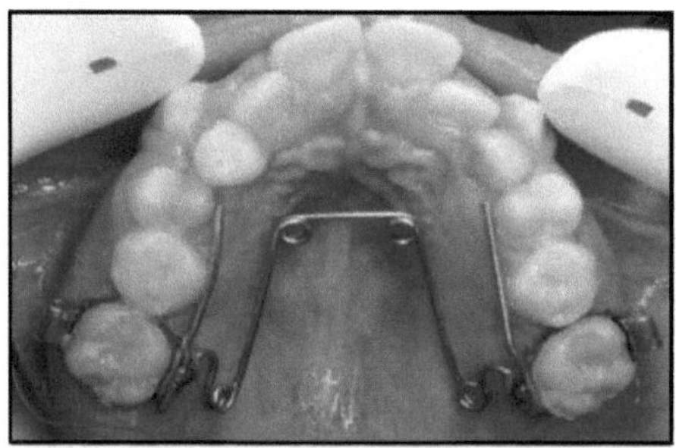

Figura 24: Hélice quádrupla

- Aparelho para o arco transpalatino:

Este aparelho é constituído por duas bandas de molares superiores e duas peças de fio de aço inoxidável de 0,036 polegadas. Um dos arames serve de arco transpalatino com uma ansa em ómega de 10 a 12 mm de diâmetro para o lado distal, onde a força do dorso da língua exerce a pressão máxima durante a deglutição. O arco transpalatino deve ser soldado às bandas molares de modo a ficar separado pelo menos 1 mm do palato para facilitar a intrusão do molar superior sem colidir com o palato. O segundo fio é utilizado para formar um protetor de língua suficientemente largo para cobrir o espaço entre os incisivos. Deve ser suficientemente longo para ficar abaixo do nível do bordo incisal mandibular na oclusão (Figura 25).[40]

O autor aplica a TC-TPA em casos de mordida aberta severa associada a algum grau de divergência facial (plano mandibular íngreme, rotação mandibular no sentido horário e problemas verticais) quando o paciente chupa o dedo ou deixou de chupar o dedo, mas continua com o impulso da língua. Em conjunto com o TC-TPA, um arco de contenção inferior pesado deve ser sempre aplicado para prevenir a erupção dos molares inferiores.[40] Os objectivos da aplicação deste aparelho e de um arco de contenção inferior são quatro:

1. Controlo do hábito dos dedos e da língua.

2. Facilitação da erupção dos incisivos superiores e do crescimento alveolar anterior.

3. Intrusão dos molares superiores e prevenção da extrusão dos molares inferiores.

4. Rotação da mandíbula no sentido dos ponteiros do relógio.

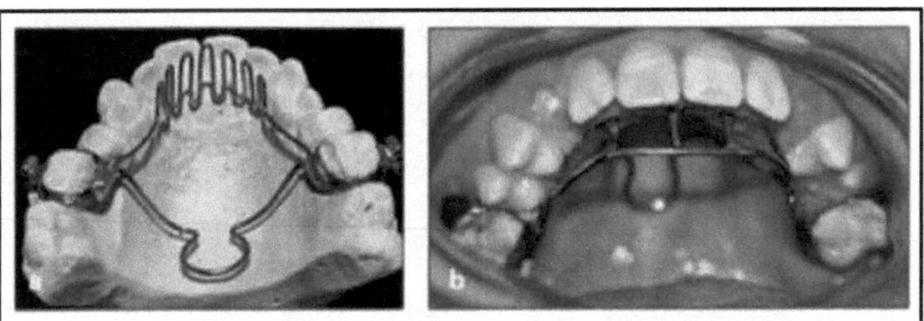

Figura 25: Aparelho para o arco transpalatino

- **Blue Grass Appliance :**[51]

Haskell BS *et al* **(1991)**[51] introduziram este aparelho. O aparelho Blue grass consiste num rolo de seis lados modificado, maquinado em Teflon para permitir a entrada da língua (Figura 26A). O rolete é colocado sobre um fio de aço inoxidável 0,045 soldado às marcas ortodônticas dos molares. Este aparelho é colocado durante 3-6 meses. São dadas instruções para rodar o rolo em vez de chupar o dígito.

Aparelho de grama azul modificado (Figura 26 B, C) com esferas de acrílico de 4 mm, múltiplos roletes e, assim, expandindo seu uso da dentição decídua para a permanente.[52] A vantagem do novo desenho é que ele favorece a estimulação neuromuscular máxima, utilizando duas ou mais esferas, de acordo com os princípios de Castillo-Morales. São colocadas de uma a quatro pérolas no fio transpalatino, consoante o espaço disponível[50] . Haskell e Mink recomendaram deixar a bluegrass na boca durante 6 meses após a cessação do hábito. Uma remoção mais precoce resultou no reaparecimento do hábito.[51]

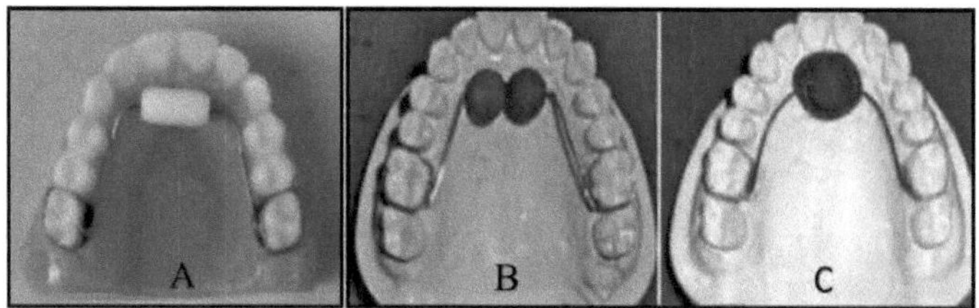

Figura 26: Aparelho Blue Grass (A) e suas modificações (B, C)

- **Conector de laço triplo 53**:

É um arco palatino modificado semelhante ao arco transpalatino com 3 anéis no centro da

arco (Figura 27).[53]

64

Construção:

Pode ser construída muito facilmente dobrando três anéis de correção em fio de 0,36"
que é concebido para encaixar nas bainhas linguais das bandas do primeiro molar
superior, tal como uma arcada transpalatina normal, o que requer um tempo mínimo de
cadeira e pode ser ajustado para cobrir toda a extensão da mordida aberta do paciente
para dificultar a inserção do polegar na boca.[53]

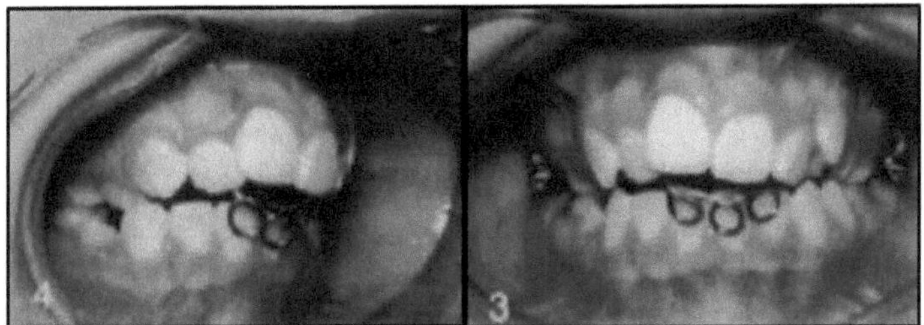
Figura 27: Conector de laço triplo

- Ecrã oral :[52]

O ecrã oral é um aparelho funcional introduzido por Newell em 1912. Produz os seus
efeitos redireccionando a pressão da cortina muscular e dos tecidos moles da bochecha e
dos lábios. Impede a colocação do polegar ou do dedo na cavidade oral durante as horas
de sono (Figura 28).[52]

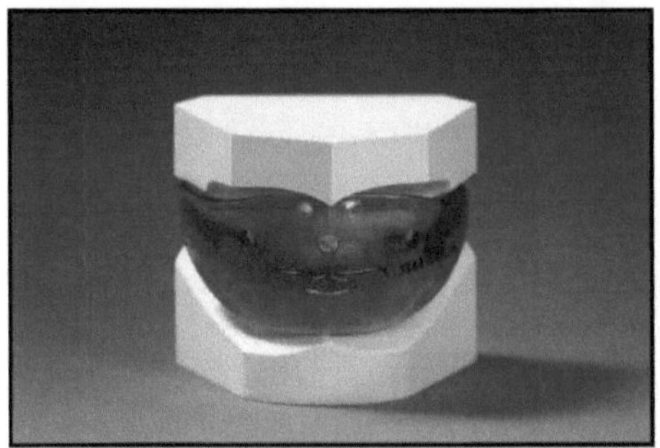

Figura 28: Ecrã oral

<u>**NOVAS ABORDAGENS PARA O TRATAMENTO DO HÁBITO DE CHUCHAR NO DEDO**</u>

1. Dispositivo de quebra de hábitos com díodo emissor de luz:

O aparelho é um aparelho Hawley normal, com a adição de uma lâmpada de díodo emissor de luz e de um interrutor. Quando a língua ou o dedo da criança toca no aparelho, a lâmpada acende-se, lembrando assim à criança que deve abandonar o hábito. O referido aparelho utiliza aparelhos eléctricos facilmente disponíveis que funcionam perturbando o ciclo vicioso subconscientemente construído. Os lembretes enviados pela sua ativação quebrarão a perceção do prazer obtido durante o hábito (Figura 29).[54]

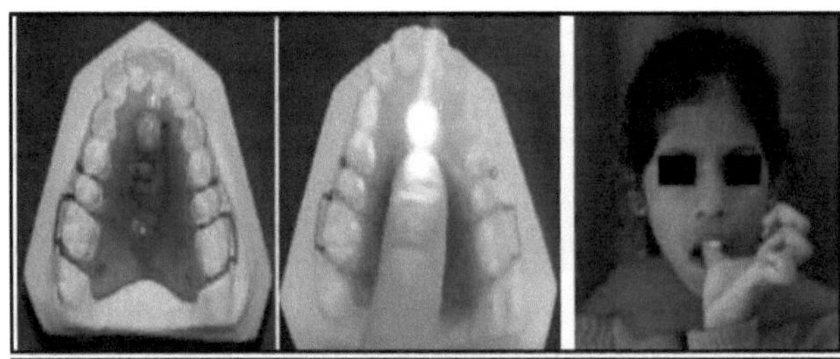

Figura 29: Díodo emissor de luz

2. Utilização de domadores de língua:

Trata-se de um dispositivo de controlo de hábitos concebido para travar o impulso da língua e a sucção do polegar de forma fácil e eficaz. Adere perfeitamente às arcadas superior ou inferior devido à base de ligação curva de malha de folha de alumínio de calibre 80. Ajudam a eliminar as forças determinantes sobre os dentes (Figura 30).[53]

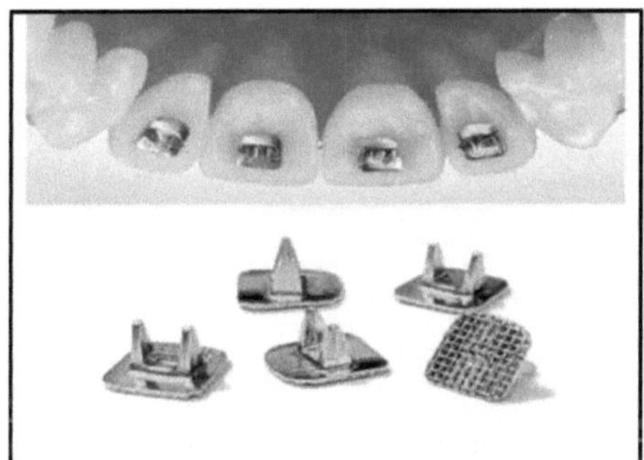

Figura 30: Domadores de língua

3. Relógio de pulso alarmante:

Krishnappa S *et al* **(2016)**[55] criaram um novo dispositivo com um alarme que era ativado quando a criança colocava o dedo na boca. O alarme foi colocado num relógio de pulso, tornando-o atrativo para a criança o aceitar e usar (Figura 31).

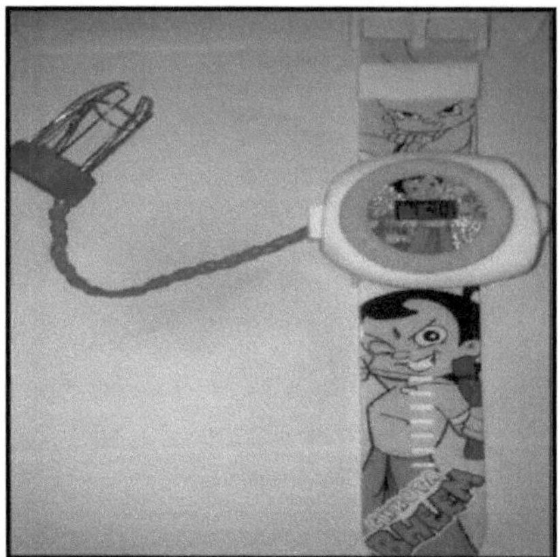

Figura 31: Relógio de pulso com alarme

HÁBITO DA CHUPETA :[17]

As chupetas são utilizadas pela humanidade há mais de milhares de anos. Foram identificadas para ajudar as crianças na transição para o sono, para acalmar os bebés e para proporcionar conforto durante a dentição.

Efeito do uso de chupeta na amamentação

New man levantou a hipótese de que o uso de chupeta causa "confusão de mamilos" no bebé e uma técnica incorrecta de amamentação que acaba por conduzir ao desmame precoce. Esta hipótese também foi apoiada por Mitchell, que descobriu que os bebés a quem são dadas chupetas nos hospitais têm menos probabilidades de amamentar as mães no momento da alta, em comparação com os que não recebem chupetas. Embora existam vários autores, como Schubiger, Franco e Fleming, que consideram que a chupeta e a amamentação não têm qualquer correlação.

Chupeta e cáries

O uso prolongado de chupetas em crianças e, especialmente, aquelas usadas com xaropes de açúcar ou líquidos açucarados têm uma relação positiva com a cárie.

<u>Questões de segurança</u>

Segurança física: Materiais e desenhos de chupetas que têm sido associados a asfixia, infeção e morte.

Segurança química: Devido à presença de N-nitrosaminas nas chupetas, que são comprovadamente cancerígenas.

Segurança imunológica: Alergia ao látex e sensibilização precoce.

<u>Recomendações</u>

Educar os pais e os prestadores de cuidados sobre a utilização segura de chupetas.

Manter a utilização de chupetas até ao início da amamentação. Depois disso, limitar a sua utilização para acalmar os bebés em aleitamento.

Aconselhar os pais e os prestadores de cuidados a exercerem discernimento e moderação relativamente à utilização de chupetas.

Limpar as chupetas regularmente e evitar a partilha entre irmãos.

Sugerir aos pais que a utilização da chupeta seja reduzida a partir dos 2 anos de idade.

Conclusão

A identificação e avaliação de um hábito anormal de sucção dos dígitos e dos seus efeitos imediatos e a longo prazo no complexo craniofacial e na dentição devem ser efectuadas o mais cedo possível para minimizar os potenciais efeitos deletérios no complexo dentofacial.[2] Desviar a atenção da criança sempre que o hábito é observado pode resolver este problema. Se o bebé for a manifestação externa de problemas emocionais mais profundos, aconselha-se a consulta de um psiquiatra. Em crianças com atrasos mentais, podem ser utilizadas restrições, almofadas de proteção e sedação. O desenvolvimento de funções oro-faciais maduras e complexas progride lentamente, mas meticulosamente, através de várias fases relacionadas com a idade, desde a infância até à idade adulta. Nos anos de formação, as funções orofaciais infantis e alteradas podem permanecer durante um período de tempo invulgarmente longo, de tal forma que se tornam um hábito. Os hábitos deletérios devem ser tratados numa abordagem holística com base na sua etiologia. A má oclusão em desenvolvimento deve ser interceptada e tratada em conformidade.[16]

Um dos factores importantes na correção de um hábito é a vontade da criança. Sempre que se planear a utilização de um aparelho, deve ser explicada à criança a sua necessidade e deve ser obtida a sua vontade. Deve ser reforçado à criança que o aparelho serve apenas para a lembrar e não para a castigar de forma alguma. Deve ser realçado que o aparelho é feito especialmente para se adaptar à boca da criança e que é único para ela. A criança deve ser informada de que o aparelho será retirado quando o hábito for esquecido.[13]

O papel dos pais durante o tratamento não pode ser subestimado. Os pais são informados sobre as dificuldades e os inconvenientes da fala nos primeiros dias da colocação do aparelho. Eles são encorajados a ajudar e apoiar emocionalmente a criança durante as fases do tratamento. Visitas regulares de retorno até que a criança abandone o hábito são essenciais. O tratamento positivo do dentista sobre o progresso da criança no tratamento será uma grande motivação para a criança continuar e lidar com o tratamento.[19]

Bibliografia

1. Sheiham A. Oral health, general health and quality of life (Saúde oral, saúde geral e qualidade de vida). Boletim do Órgão Mundial de Saúde. 2005;28(2):644-5.

2. Borrie FR, Bearn DR, Innes NP, Iheozor-Ejiofor Z. Intervenções para a cessação de hábitos de sucção não-nutritivos em crianças. Cochrane Database Syst Rev. 2015(3).

3. Moyers RE. Análise da musculatura orofacial e maxilar: Handbook of Orthodontics, 4ª edição. Chicago: Year Book Medical Publishers Inc; 1988.

4. Wood W, Neal DT. A new look at habits and the habit-goal interface. Psychol rev. 2007;114(4):843-63.

5. Bargh A, John A. The four horsemen of automaticity (Os quatro cavaleiros do automatismo): Consciência, Eficiência, Intenções e Controlo: Handbook of Social Cognition; 1994.

6. Damle SG. Livro de texto de dentisteria pediátrica, 4ª edição. Nova Deli: Arya medical book publishers. 2012;344-9.

7. Al-kinane SM, Al-Dahan ZA. Os efeitos do hábito de sucção do polegar no desenvolvimento de más oclusões em crianças em idade pré-escolar na cidade de Hilla. J Baghdad Coll Dent. 2019;31(3):44-9.

8. Gellin ME. Chupar o dedo: Pediatricians' Guidelines. Clin Pediatr. 1978;28:438-40.

9. Benjamin LS. Sucção não nutritiva e má oclusão dentária nos dentes decíduos e permanentes do macaco rhesus. Child Dev. 1962; 1:57-64.

10. Barber TK. Tratamento da sucção do polegar (uma revisão). Northwest Dent.

1960;39:177-81.

11. Prechtl HF. The direted head turning response and allied movements of the human baby. Behaviour. 1958;13(3-4):212-42.

12. Mowbray JB, Cadell TE. Early behavior patterns in rhesus monkeys. J Comp Physiol Psychol. 1962;55(3):350-7.

13. Gale EN, Ayer WA. Thumb-sucking revisited. Am J Orthod. 1969;55(2):167-70.

14. Kumar V, Shivanna V, Kopuri RC. Knowledge and Attitude of pediatricians toward digit sucking habit in children (Conhecimento e atitude dos pediatras em relação ao hábito de sucção de dígitos em crianças). J Indian Soc Pedod Prev Dent. 2019;37(1):18-24.

15. Nasir A, Nasir L. Counseling on Early Childhood Concerns: Problemas de Sono, Chupar o Polegar, Alimentação Exigente, Prontidão Escolar e Saúde Oral. Am Fam Physician. 2015;92(4):274-8.

16. Muthu MS. Odontopediatria: Principles and Practice, 2ª edição. Nova Deli: Relx publishers. 2017;356-9.

17. Marwah N. Text book of pediatric dentistry, 4ª edição. Nova Deli: Jaypee publishers. 2014;357-66.

18. Silva M, Manton D. Hábitos orais - Parte 2: Para além da sucção nutritiva e não-nutritiva. J Dent Child (Chic). 2014;81(3):140-6.

19. Johnson ED, Larson BE. Chupar o polegar: Classificação e tratamento. ASDC J Dent Child. 1993;60(4):392-8.

20. Cook JE. Intraoral Pressures Involved in Thumb and Finger Sucking, tese de

mestrado, Universidade de Michigan, 1958.

21. Subtelny JD. Oral Habits-Studies in Form, Function and Therapy (Hábitos orais-estudos sobre forma, função e terapia). Angle Orthod. 1973;43(4):347-83.

22. Blau TH, Blau LR. The Sucking Reflex: The effects of long feeding vs. short feeding on the behavior of a human infant. J Abnorm Soc Psychol. 1955;51(1):123-5.

23. Josell SD. Hábitos que afectam o crescimento e desenvolvimento dentário e maxilofacial. Dent Clin N Am. 1995;39(4):851-60.

24. O'Brien HT, Lachapelle D, Gagnon PF, Larocque I, Maheu-Robert LF. Hábitos de sucção nutritivos e não-nutritivos: A review. J Dent Child. 1996;63:321-7.

25. Paunio P, Rautava P, Sillanpaa A. O estudo finlandês sobre a competência da família: Os efeitos das condições de vida nos hábitos de sucção em crianças finlandesas de 3 anos de idade e a associação entre esses hábitos e a oclusão dentária. Ata Odontol Scand. 1993;51:23-9.

26. Bowden BD, Orth D. Um estudo longitudinal da sucção digital e da sucção de chupeta. Aust Dent J. 1966;11:184-90.

27. Massler M. Hábitos orais: Origem, evolução e conceitos actuais de gestão. Alpha Omegan. 1963;56:127-35.

28. Degan VV, Puppin-Rontani RM. Terapia miofuncional e hábitos bucais de crianças. Rev CEFAC. 2004;6(4):396-404.

29. Tandon S. Text book of Pediatric dentistry, 3th edition. Nova Deli: Paras medical publishers. 2014;357-66.

30. Heinstein MI. Behavioral correlates of breast-bottle regimes under varying parentinfant relationships (Correlatos comportamentais de regimes de mamadeira em diferentes relações pais-bebê). Monogr Soc Res Child Dev. 1963;28(4):1-61.

31. De Holanda AL, Dos Santos SA, De Sena MF, Fernandes Ferreira MA. Relação entre aleitamento materno e mamadeira e hábitos de sucção não-nutritiva. Saúde Bucal Prev Dent. 2009;7(4):331-7.

32. Gildasya G, Riyanti E, Hidayat S. Prevalência de hábitos orais em crianças sem-abrigo ao cuidado da Yayasan Bahtera Bandung. Dent J. 2006;39(4):165-7.

33. Sorokolit CA, Nanda RS. A influência da função no desenvolvimento e correção da má oclusão. J Okla Dent Assoc. 1989;80:22-31.

34. Nowak A. Pediatric Dentistry: Infância até à Adolescência, 6ª edição. Nova Delhi: Elsevier: 2019;27:386-94.

35. Swinehart EW. Relação da sucção do polegar com a má oclusão. Am J Orthod. 1938;24(6):509-21.

36. Fukuta O, Braham RL, Yokoi K, Kurosu K. Danos na dentição decídua resultantes da sucção do polegar e do dedo (dígito). ASDC J Dent Child. 1996;63(6):403- 7.

37. Karimi M. Complicações dentárias da sucção dos polegares. Inter Ped Dent Open Acc J. 2018;(1):38-40.

38. Friman PC, Hove G. Covariação aparente entre perturbações dos hábitos da criança: Efeitos de um tratamento bem sucedido para a sucção do polegar sobre o ato de puxar o cabelo crónico não visado. J Appl Behav Anal. 1987;20(4):421-5.

39. Anke B. A etiologia da sucção prolongada do polegar. Scand J Dent Res. 1971;79(1):54-9.

40. Bahreman A. Early-age orthodontic treatment, 1ª edição. Chicago: Quintessence publishing Co inc. 2013;(6):261-75.

41. Jacobson A. Psicologia e tratamento ortodôntico precoce. Am J Orthod. 1979;76(5):511-29.

42. Woods DW, Miltenberger RG. Reversão de hábitos: Uma revisão das aplicações e variações. J Behav Ther Exp Psychiatry. 1995;26(2):123-31.

43. Friman PC, Hove G. Covariação aparente entre perturbações dos hábitos da criança: Efeitos de um tratamento bem sucedido para a sucção do polegar sobre o ato de puxar o cabelo crónico não visado. J Appl Behav Anal. 1987;20(4):421-5.

44. Allen KD, Flegle JH, Watson TS. Um poste termoplástico para o tratamento da sucção do polegar. Am J Occup Ther. 1992;46(6):552-4.

45. Norton LA, Gellin ME. Tratamento da sucção digital e do impulso da língua em crianças. Dent Clin N Am. 1968;12(2):363-82.

46. Shetty RM, Shetty M, Shetty NS, Deoghare A. Sistema de Três Alarmes: Revisitado para tratar o hábito de chupar o dedo. Int J Clin Pediatr Dent. 2015;8(1):82-6.

47. Alemran SE. Um novo método na técnica de terapia de lembrete para cessar o hábito de sucção de dígitos em crianças. J Clin Pediatr Dent. 2000;24(4):261-3.

48. Muhammad NI, Laishram H, Hassan MS. Consciência e intervenção da mãe que amamenta em relação ao hábito de chupar o dedo, prevenção e tratamento entre crianças

no estado de Kano, na Nigéria. IOSR J. Dent. Med. Sci. 2020;19(1):34-40.

49. Sidney F. Clinical Pedodontics, 4ª edição. Londres: W.B. Saunders Company; 1991.

50. Klein ET. O hábito de chupar o dedo: Significativo ou vazio? Am J Orthod. 1971;59(3):283-9.

51. Haskell BS, Mink JR. Uma ajuda para parar a sucção do polegar: O aparelho "Bluegrass". Pediatr Dent. 1991;13(2):83-5.

52. Baker C. O aparelho Bluegrass modificado. J Clin Orthod. 2000;34(9):535-7.

53. Viazis AD. O corretor de laço triplo (TLC): um novo aparelho de controlo do hábito de sucção do polegar. Am J Orthod Dentofacial Orthop. 1991;100(1):91-2.

54. Sahu A, Shyagali TR. Um novo aparelho inovador de diodo emissor de luz para quebrar o hábito. Indian J Multidiscip Dent. 2017;7:149-51.

55. Krishnappa S, Rani MS, Aariz S. New electronic habit reminder for the management of thumb-sucking habit. J Indian Soc Pedod. 2016;34(3):294-7.

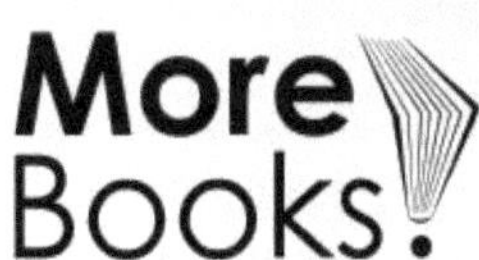

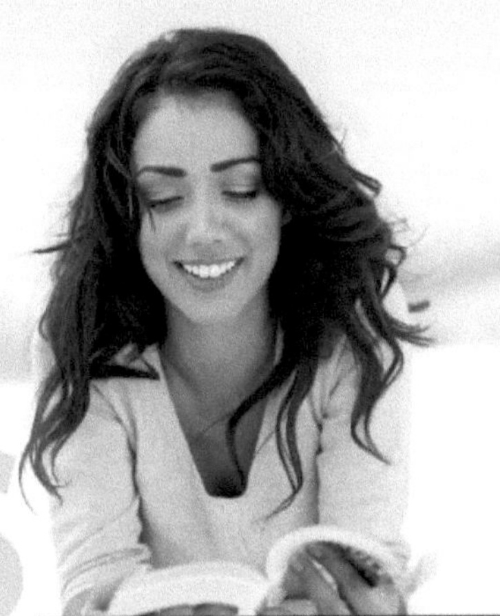

I want morebooks!

Buy your books fast and straightforward online - at one of world's fastest growing online book stores! Environmentally sound due to Print-on-Demand technologies.

Buy your books online at
www.morebooks.shop

Compre os seus livros mais rápido e diretamente na internet, em uma das livrarias on-line com o maior crescimento no mundo! Produção que protege o meio ambiente através das tecnologias de impressão sob demanda.

Compre os seus livros on-line em
www.morebooks.shop

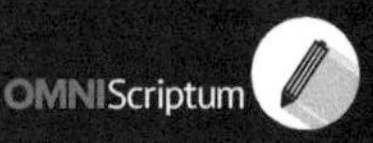

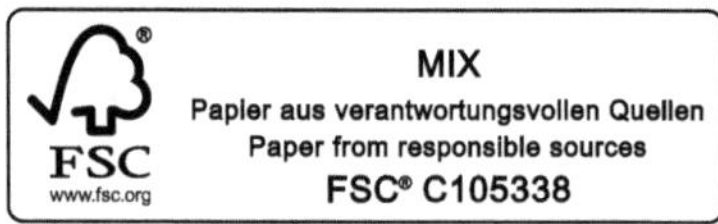

Printed by Books on Demand GmbH, Norderstedt / Germany